图解常见病
按摩推拿

徐慧艳　吕　睿　徐丽丽——主编

中国科学技术出版社
·北京·

图书在版编目（CIP）数据

图解常见病按摩推拿 / 徐慧艳，吕睿，徐丽丽主编 . — 北京 : 中国科学技术出版社 , 2023.9

ISBN 978-7-5046-9666-3

Ⅰ . ①图… Ⅱ . ①徐… ②吕… ③徐… Ⅲ . ①按摩疗法（中医）—图解 ②推拿—图解 Ⅳ . ① R244.1-64

中国版本图书馆 CIP 数据核字 (2022) 第 112925 号

策划编辑	韩　翔　于　雷
责任编辑	王久红
文字编辑	张玥莹
装帧设计	佳木水轩
责任印制	徐　飞

出　　版	中国科学技术出版社
发　　行	中国科学技术出版社有限公司发行部
地　　址	北京市海淀区中关村南大街 16 号
邮　　编	100081
发行电话	010-62173865
传　　真	010-62179148
网　　址	http://www.cspbooks.com.cn

开　　本	889mm×1194mm　1/32
字　　数	78 千字
印　　张	5.5
版　　次	2023 年 9 月第 1 版
印　　次	2023 年 9 月第 1 次印刷
印　　刷	北京盛通印刷股份有限公司
书　　号	ISBN 978-7-5046-9666-3 / R・2916
定　　价	39.80 元

内容提要

按摩推拿疗法以中医学脏腑与经络学说为指导，采用各种手法作用于施治部位，疏通经络，行气活血，调节脏腑与病变部位的功能状态，整复失常的解剖位置，通过系统的治疗，逐渐达到恢复健康的目的。

全书共3章，先介绍了推拿的练气功法、常用的按摩手法，以及按摩的适应证、禁忌证等。然后，以筋骨痛症为主，对人体各部，包括肩、肘、腕、颈、腰、臀、股、膝、踝部在内，共计20余种疾病的症状、检查、治疗、注意事项等做了详细论述，并配以精美插图，一目了然，省力又轻松。最后，阐述了保健推拿六法，并配以手法讲解。

全书条理清楚，图文并茂，通俗易懂，且针对性强，见效快，轻轻一按，即可百病无忧，非常适合广大中医爱好者参考，亦可作为家庭保健书使用。

前　言

　　按摩推拿疗法起源于民间，在历史上广为流传，是我国传统自然疗法之一，具有简单易行、易懂易学、疗效迅速等特点。该疗法在我国流传数千年而没有失传，即证明其有存在的价值。

　　书中介绍的常见病主要以人体各部的筋骨痛症为主，包括肩、肘、腕、颈、腰、臀、股、膝、踝部，非常适合采用按摩推拿疗法。近年来，越来越多的人愿意选择按摩推拿疗法对身体的亚健康状态进行调理，使得按摩推拿疗法的应用范围逐渐拓展到了保健、美容等领域。

　　本书图文并茂，采用以图释文、以文解图的方式，给读者以直观、明确的操作讲解。为了进一步促进按摩推拿疗法的普及和推广，我们选择了一些效果较好的疗法进行介绍，简明实用，希望对读者有所帮助。

编　者

目　录

第1章 概 述

按摩推拿，是中医学中最古老的保健和治疗方法之一。

早在殷商时期我国就有了"摩面"和"干沐浴"的自我按摩方法。魏晋时期，推拿治疗和自我按摩保健已十分流行，并传入了朝鲜、日本等多个国家。至明清时期，按摩推拿在理论与实践上有了进一步的发展，尤其是在小儿疾病方面，形成了独特的治疗体系。时至今日，按摩推拿疗法以其简单易行、易懂易学、效果良好等优点，在我国乃至世界范围内深受欢迎，并普及到日常家庭中。

按摩推拿疗法究竟是如何达到治疗疾病目的的呢？

按摩推拿疗法不同于药物治疗和手术治疗，其将多种手法和不同的力量，作用于人体的筋骨、经络、穴位上，将体表刺激产生的影响通过经络系统最浅表的皮层渐次传递到内脏，从而达到平衡阴阳、调和气血、祛风除湿、温经散寒、活血化瘀、消肿止痛的治疗作用。

总之，按摩推拿疗法是一种古老而又不断发展完善的医疗方法，由于其无药害、无损伤，且简单有效，因此大范围地推广普及按摩推拿疗法必将会对人类的医疗保健事业作出更大的贡献。

一、练气功法

按摩推拿疗法是医师根据临床实际情况，在患者身上采用不同手法来完成的。这就要求施术者自身具有良好的身体素质，而要达到这个目的，就必须进行练功训练。

有不少针灸推拿工作者认为，针灸和推拿都属于物理刺激疗法，但根据笔者在临床经验中的体会，并不完全是这样。

澄江针灸学派鼻祖承淡安先生认为，古今中外一切治疗，可以分为精神治疗、药物治疗和器械治疗三种。古代的祝由、符咒神方，现代的催眠、灵子（类似心理暗示），甚至心理转移等，都属于精神治疗范围；药物治疗包括内服、外用、注射等；按摩、针灸、光、电等为物理治疗。这三大类治疗法，在此不拟详述。笔者所要讨论的是三大类治效的主体是什么。精神治疗主要是以术者的精神为主体，辅以受治者的心理转移，而呈现"不可思议"的效果；药物治疗以药物的性能作用为主体；物理治疗的主体虽为器械和光、热等，但与心理信仰、精神贯注也有关系。

借用承淡安先生的观点，笔者认为按摩推拿疗法的主体有两大要点：第一是精神的专注，第二是物理的刺激。

先说精神，任何治疗最好伴以精神贯注。施术者要精神充足、意志坚决。因为患者心中多是惴惴不安的，如果医家能减轻患者精神上的负担，提高其治愈的信心，那对治效必有一定的助力。

精神，也就是古人所说的"养吾浩然之气"，即指培养精神。承淡安先生的父亲曾对其谆谆以练气为嘱，却不能说明为什么要练气，因而承淡安先生不曾重视，在临床治验上疗效也总不及其父。之后注意练气，疗效果然大增。

1938 年承淡安先生在成都办针灸讲习班，其中一位学员黄某，广东人，精于剑术。他认为人身有电，其用手掌为人按摩，在手掌距患者皮肤寸许时，患者即感有一股热气直入肌肉中，伴随而来有舒适感。手掌移动，热也随之移动。他说风寒小疾，略按即愈。

　　推拿家或针灸家练气的目的只是求治病速愈，并非追求道家摄生之术，所以练气时不必苛求规矩，随时随地都可以实行，或坐，或立，或卧，只需躯干端正，四肢可随意放置。最重要的是注意力要集中在脐下约三寸的部位（道家名为丹田），顺着腹部呼吸，腹肌在呼气时自然地鼓出，吸气时收进，一呼一吸，一鼓一收，愈微缓愈易进步。但不应注意呼吸，而要注意腹部的鼓收，历时 5～20 分钟。只要有空闲即可练习，日积月累，连续不断，其力自强。

　　若有求于形式，可正坐垂足，闭目合口，舌抵上腭。其余与上述相同。

二、推拿基本手法

　　推拿手法要求持久、有力、均匀、柔和。持久是指手法能持续运用一定时间；有力是指手法必须具有一定的力量；均匀是指手法动作要有节奏，速度不可时快时慢，压力不可时轻时重；柔和是指手法要"轻而不浮，重而不滞"，用力不可生硬粗暴，不可用蛮力，变换手法动作要自然。

要想熟练掌握各种手法，必须在练习过程中循序渐进，由生而熟，由熟生巧，乃至得心应手，运用自如。推拿手法种类繁多，应根据临床实际情况，有针对性地选用适当的手法，以取得更好的治疗效果。

（一）常用按摩手法

1. *按法* 按法为镇静止痛之法。按是压抑的意思，用手指、手掌或肘部在体表的特定部位或穴位上停留一定时间，逐渐用力深压，即为按法（图1-1）。《医宗金鉴·正骨心法要诀》曰："按者，谓以手往下抑之也。"使用按法时，应根据病变部位的深浅及患者的耐受程度，以不使局部剧痛，有得气感为宜，临床常用于损伤引起的疼痛。

2. *摩法* 摩法为散瘀消肿之法。摩是抚摩的意思，将手掌或多指掌面附着于一定的部位，以腕关节连同前臂做环形有节律的轻快抚摩动作，即为摩法（图1-2）。《医宗金鉴·正骨心法要诀》曰："摩者，谓徐徐揉摩之也。"摩法以不增加疼痛或皮下筋肉组织无

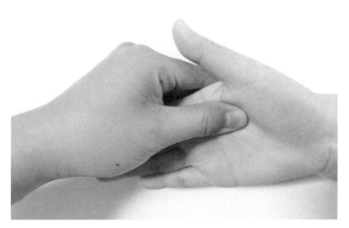

▲ 图 1-1 按法

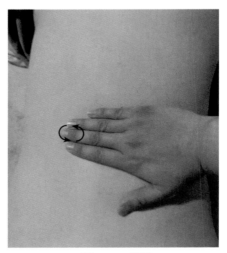

▲ 图 1-2 摩法

明显活动为度，临床常用于损伤早期瘀肿显著，疼痛剧烈者。

3. 推法　推法为疏通复位之法。推，是手向前或向外用力，以使物体移动之意。其作为一种手法，则是以手指或手掌的某一部位着力，在人体一定部位或穴位上做单方向的直线或弧线移动（图1-3）。《医宗金鉴·正骨心法要诀》曰："推者，谓以手推之，使还旧处也。"使用推法以不增加疼痛为度，临床常用于损伤引起的气滞血瘀、经络阻塞、筋骨移位等病证。

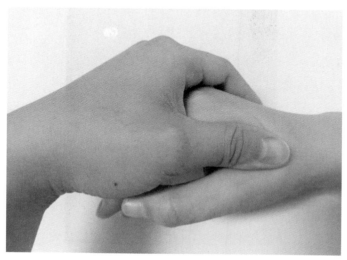

▲ 图1-3　推法

4. 拿法　拿法为解痉通络之法。拿是把物体握在手里的意思，用一手或双手多指（或拇、食二指）相对用力捏紧提起施术部位的皮肤、筋肉，称为拿法（图1-4）。《医宗金鉴·正骨心法要诀》曰："拿者，或两手一手捏定患处，酌其宜轻宜重，缓缓焉以复其位也。"使用拿法时，应有节律地拿放，以不使筋肉从手中滑脱为宜。临床常用于损伤引起的筋肉痉挛、脉络阻塞等。

5. 揉法　揉法为活血散瘀止痛之法。揉是以手回旋地按、抚摩的意思。拇指、多指或手掌（大、小

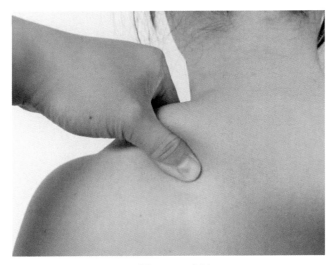

▲ 图1-4　拿法

鱼际与掌根）部着力，在一定的部位或穴位上做轻快或沉稳而柔和的回旋动作，以带动该处皮下组织，称为揉法（图 1-5）。《厘正按摩要术》曰："揉以和之。揉法以手腕转回环，宜轻宜缓，绕于其上也，是从摩法生出者。"揉法以不摩擦皮肤为度，临床常用于损伤引起的瘀结肿痛等。

6. 搓法　搓法为活血散瘀、消除疲劳之法。搓是不断旋转、往返移动的意思，用手掌与手背间近小鱼际部，或拇、食指以外的掌指关节部着力，通

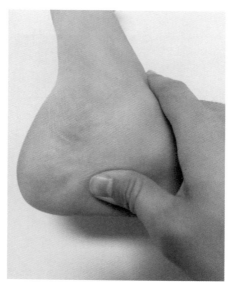

▲ 图 1-5　揉法

过屈伸旋转腕关节产生连续而有节律的协调动作，使产生的力量持续作用于施术部位，称为攘法（图1-6）。使用攘法，以不产生跳动并不摩擦皮肤为度。力的大小应根据病情、施术部位及患者耐受程度而定，一般筋肉薄弱处、新伤、体虚及年老者宜轻；筋肉丰厚处、陈伤、体质强壮者宜重。临床常用于陈伤所致的麻木不仁、肢体酸痛和活动障碍者。

7. *搓法*　搓法为松散之法。搓是手掌与接触面往返摩擦的意思，用单手或双手掌着力，在躯干或四肢的某一部位均匀快速地往返摩擦，称为搓法（图1-7和图1-8）。《厘正按摩要术》曰："搓以转之。

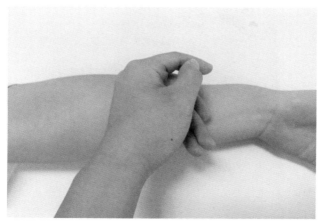

▲ 图 1-6　攘法

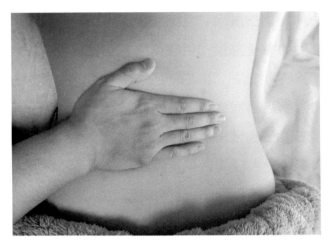

▲ 图1-7　搓法（一）

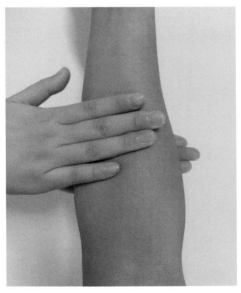

▲ 图1-8　搓法（二）

谓两手相合，而交转以相搓也。或两指合搓，或两手合搓，各极运动之妙，是以摩法中生出者。"使用搓法以不擦伤皮肤，并筋肉温热为度。临床常用于腰背与四肢关节的陈伤或寒湿痹证，对筋肉紧张或痉挛有良好的缓解作用，亦可用于四肢及其他手法后的调理。

8. *动法*　动法为舒筋正骨之法。动是从原来位置上离开或改变原来的位置与姿态之意，用一手握住或扶住关节近端的肢体（固定），另一手拿住关节远端的肢体，做相反方向的牵拉、推扳及屈伸与旋转等手法，称为动法（图 1-9）。动法的使用，应根据关

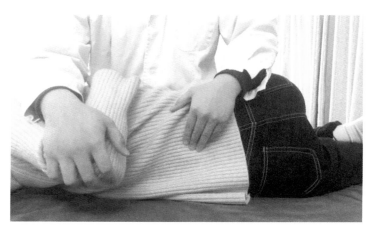

▲ 图 1-9　动法

节的具体结构和活动范围，并因人因病而定。临床常用于筋肉损伤引起的肢体活动障碍、关节脱位、筋骨移位等。

9.拨法　拨法为分筋解痉之法。拨是推动或挑动的意思，将手指或肘尖作用在一定部位或穴位上，适当用力下压至有酸重感，再做与筋肉纤维垂直方向的来回推动，使其从指下或肘下滑脱，称为拨法（图1-10）。拨法以不加重损伤而局部有重麻酸痛感为宜。一般新伤，或病变部位较浅者，宜用轻拨法；陈伤，

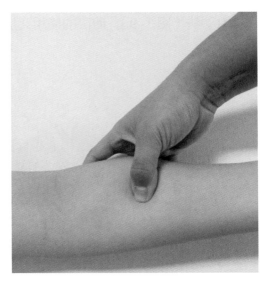

▲ 图1-10　拨法

或病变部位较深者，宜用沉稳的重拨法。临床常用于治疗损伤引起的筋肉紧张、痉挛、粘连、结索等。

10. 打法　打法为震动、疏通、调和之法。打是击的意思，用空拳、拳背、虚掌、掌根、掌侧（小鱼际）、指背、指侧、指端或桑枝棒，在体表有节奏地做轻重适宜的叩、拍、捶、敲击等动作，称为打法（图 1–11）。打法能震动筋脉，疏通经络，调和气血。临床中应根据具体病情和部位，选择不同的打法，常用于陈伤引起的气血瘀滞、经络阻塞、筋肉痉挛与肢体疲劳等。

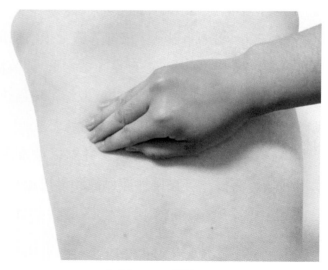

▲ 图 1–11　打法

（二）手法效能

1.行气活血，消肿止痛，舒筋通络　损伤导致脉络破裂，积蓄成瘀，或积于筋肉之间，或聚于关节骨缝之中，肌肉筋脉拘急，为肿为痛。施行按摩手法可缓解血管、筋肉痉挛，促进局部血液循环，消除瘀滞，加速瘀血的吸收，以达到舒筋通络、行气活血、消肿止痛的目的。

2.整复移位　施行按摩手法可使移位的筋骨组织回复到正常位置，如关节脱位、肌腱滑脱、滑膜嵌顿的整复，椎间盘突出的还纳等。

3.软坚散结，剥离粘连　皮肉、筋骨损伤使局部气血凝滞，产生组织粘连、硬结（条索），关节活动失灵。恰当的按摩手法，可以软坚散结，疏通狭窄，剥离粘连，使关节得以恢复正常功能。

4.行气血，调脏腑　循经取穴并施以按摩手法，采用迎随补泻法，可直接加速血液和淋巴循环，调理脏腑功能，增进新陈代谢，促使损伤组织的修复。

（三）施术原则

经过详细的临床检查及必要的辅助检查，全面而准确地掌握病情，明确诊断，是实施按摩手法的前提。特别是对伴有骨折、脱位的患者，医者应在头脑中形成患处内、外的立体形象，确实了解骨端在肢体的方位，即"知其体相，识其部位，一旦临证，机触于外，巧生于内，手随心转，法从手出"，"法之所施，患者不知其苦"。概括来说，若患者需要实施按摩手法时，医者应遵循早、稳、准、巧等原则。

1. 早　早期恰当而及时地施以按摩手法，患者痛苦小，痊愈快，功能恢复好。

2. 稳　施术手法要有力而稳妥，同时要注意医患体位适当。

3. 准　对病变局部解剖损伤性质，或移位方向等要有准确的认识。施术时操作要准确、实效，用力大小要适当，避免不必要的动作，以防加重损伤，影响治疗效果。

4. 巧　施术时动作要轻巧，做到既省力又有效。

切忌鲁莽粗暴，增加不必要的损伤。

总之，按摩手法有的可由术者一人完成，有的则要两人，甚至多人合作完成。因此在施术前，参加施术的人员应经过讨论，达成统一认识，拟出一致方案，以便在施术时共同遵循并协调动作。若中途需要改变方案，应提前说明，以便大家能主动配合。总之，要早期、稳妥、准确、轻巧，且不增加损伤地施术。对关节脱位、骨错缝，力争一次整复成功。

三、适应证、禁忌证、慎用证

（一）适应证

1. 关节脱位不伴有骨折者。

2. 筋肉急性扭挫伤，不伴有筋肉完全断裂者。

3. 多种损伤后遗症（包括手术与创伤后遗症）。

4. 多种筋肉劳损形成的硬结、痛点或功能活动受限者。

5. 风、寒、湿邪侵袭，引起的肢体疼痛、麻木、沉重、乏力或功能障碍者。

（二）禁忌证

1. 骨折固定期、脱位早期局部出血或固定期，不宜施用按摩手法。

2. 局部有明显红、肿、热、痛炎症反应，有化脓趋势者，不宜施用按摩手法。

3. 局部包块性质不明、皮肤病、感染性疾病、恶性肿瘤或易出血性疾病，不宜施用按摩手法。

4. 施用按摩手法后疼痛剧增，有异常反应，或出现全身症状者，不宜继续施术，应进一步检查，重新诊断。

（三）慎用证

1. 女性在经期、孕期时不能做重手法，必须施术治疗者，宜采用轻手法并分多次进行，但腰骶部和腹部不宜施用按摩手法。

2. 体弱、年老者，禁施强刺激手法，可施以既轻又缓的手法。

3. X 线检查显示骨质疏松者，不能做重手法。

4. 严重脊椎滑脱者，局部慎用重手法。

第２章　筋骨痛症

一、肩部痛症

肩部是上肢运动的基础部位，在日常生活和劳动中较易受到损伤，如急性扭伤、慢性劳损等。

肩部肌肉的功能及其活动范围如下。

臂外展 90°：三角肌、冈上肌（最初外展 30° 是冈上肌的作用，之后的外展 60° 则由三角肌的收缩来完成）。

臂内收（肘达身体中线）：由喙肱肌、胸大肌、胸小肌来完成。

臂内旋 70°～90°：由大圆肌、背阔肌、肩胛下肌完成。

臂外旋 30°：由冈下肌、小圆肌完成。

臂前屈 90°：由肱二头肌、喙肱肌、三角肌前部纤维来完成。

臂后伸 45°：由背阔肌、大圆肌完成。

臂高举 90°（平举以上）：由斜方肌、前锯肌协同外旋肩胛骨完成。

环转活动（旋转）360°：由多组肌肉协同舒展收缩来完成。

推拿治疗这类疾病的主要原则是疏通经络，活血止痛，以促进局部代谢，增强肌肉功能，并松解粘连，滑利关节。

（一）肱二头肌短头腱损伤

【症状】

肩前部剧痛，常在夜间加重，肩关节活动受限，尤其是上臂在外展位后伸时痛剧。病情严重者患侧手不能触及对侧肩峰，不能梳头、系腰带等。多因上肢外展位猛力后伸，或长期用力做外展后伸活动，或肩部受风着凉等，引起肱二头肌短头急慢性损伤。

【检查】

可在伤侧肩胛骨喙突处触及该肌腱隆起、增粗、变硬和压痛。

患肢做高举、外展、后伸或手摸棘突等动作时，常有不同程度的限制，并伴有肩部疼痛；肩关节处于内收、内旋位时，疼痛可减轻。做抗阻力屈肘试验时，肩前部疼痛加剧。

【治疗】

手法操作分以下四个步骤。

1. 压天鼎、肩内俞法　患者取坐位。术者立其前方，一手拇指按压患侧天鼎，另一手用多指轻扶头部健侧将其向患侧微屈，持续半分钟；继之，一手置于健侧肩部，另一手拇指端压患侧肩内俞（腋前缝尽头凹陷处）半分钟。常用于疼痛剧烈的患者。

2. 弹拨肩前理筋法　患者取端坐位。术者立于患侧，一手拇指在肩胛骨喙突处弹拨肱二头肌短头腱（急性者拨3～5次，慢性者拨十几至数十次），另一手托起患侧肘部，在弹拨的同时将上臂外展并前后活动；继之，上臂外展后伸位时，用一手拇指顺该肌纤维方向施推理滑按手法数次（图2-1）。急性损伤以理筋手法为主，慢性损伤以弹拨手法为主。

3. 屈肘抬臂顿拉法　患者取端坐位。术者立于患侧（以右侧为例），左手拇指压于喙突部，手掌固定肩峰，右手握拿患肢腕部，将肘关节屈曲、臂抬起平肩、掌心朝后，然后向右斜前45°方向顿拉数次（图2-2）。一般急性损伤顿拉次数宜少，慢性损伤可适当增加顿拉次数。

4. 摩揉病变局部法　此法紧接上法，患者仍取坐位。术者用左手托其肘部，将上臂稍外展，右手掌

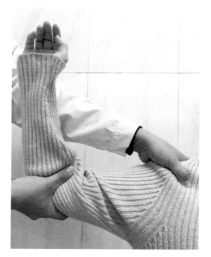

▲ 图 2–1　弹拨肩前理筋法

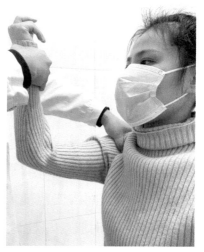

▲ 图 2–2　屈肘抬臂顿拉法

顺该肌纤维方向摩揉病变局部数分钟。急性损伤者手法宜轻；慢性损伤者手法宜重，或以发热为度。

【注意事项】

1. 急性损伤者在施术后肩部应制动 2～3 日，以利于损伤组织修复。

2. 慢性损伤者在施术后应主动活动肩关节，以利于肩部功能的恢复。

3. 肩部应注意保暖，另外还可配合其他疗法，如中草药熏洗，或用泼尼松龙进行痛点封闭。

（二）肱二头肌长头腱鞘炎

【症状】

肩前部外侧或整个肩部疼痛，受凉后加重，遇热则痛减，肩部无力，外展及向后背伸受限且痛剧。

急性损伤迁延日久，或长期做肩部外展外旋活动，肌腱与腱鞘频繁发生摩擦，造成腱鞘滑膜层慢性损伤、水肿，使肌腱在鞘管内滑动不利；亦可因退行性改变导致肱骨结节间沟变粗糙或狭窄，增加了肩关节在外展外旋活动时肌腱与腱鞘的摩擦机会，导致腱鞘炎。

【检查】

肱骨结节间沟处可触及该肌腱增粗、变硬，并有明显压痛，肩外展、外旋、高举时痛甚，过度内旋试验、抗阻力试验均阳性。

【治疗】

手法操作分以下三个步骤。

1. 抚摩揉搓肩臂法　患者取正坐位。术者立于患侧，一手托握肘部将肩关节外展（图 2-3），另一手沿肩部三角肌与肱二头肌长头腱纤维方向施以抚摩、揉、搓手法数分钟，同时活动肩关节，以达到活血

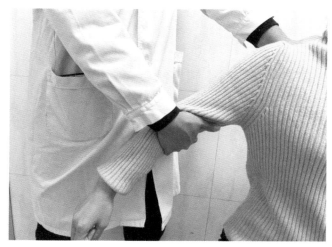

▲ 图 2-3　抚摩揉搓肩臂法

祛瘀之目的。

2. 弹拨动肩顿拉法　患者取坐位。术者立于患侧，一手托握肘部使肩关节外展、内收，同时另一手拇指沿肱二头肌长头腱弹拨至结节间沟处数分钟；而后一手固定肩部，另一手握拿腕部，屈肘抬臂活动肩关节并施以侧方顿拉手法数次，以达舒筋通络之目的。

3. 搓揉上臂动肩法　患者取坐位。术者立于患侧，一手握拿肘部并托起前臂活动肩关节，另一手自下而上搓揉上臂至肩部数分钟；继之用拇指按压天鼎、巨骨、肩髃、曲池等穴，以达通经络，行气血之目的。

【注意事项】

1. 疼痛剧烈时，施手法后应嘱患者减少肩部活动，尤其不宜主动进行肩关节的外展、外旋活动。疼痛不甚时，应主动加强肩关节功能锻炼。

2. 注意肩部保暖，可配合局部热疗及痛点封闭。

（三）冈上肌损伤

冈上肌起于肩胛骨的冈上窝，肌腱在喙突肩峰韧带及肩峰下滑囊下面、肩关节囊上面的狭小间隙通过，止于肱骨大结节上部。该肌受肩胛上神经支配，其作用是上臂外展时的起动。

【症状】

肩部疼痛，可向颈部及上肢桡侧扩散，肩关节外展时痛剧。病久者肩部肌肉可出现萎缩。

多因肩部外展起动时用力过度，或频繁做肩关节外展活动，或外感风寒，引起冈上肌急慢性损伤。创伤性炎症可加速冈上肌退变，重者可发生冈上肌钙化，继而影响肩关节功能活动。

【检查】

在肱骨大结节顶部可触及该肌腱增粗、变硬、无弹性或弹性差，并伴有压痛。肩外展试验阳性，并出现疼痛弧征（即伤肢外展上举 60°～120° 时疼痛，不及或超越此范围时疼痛消失）。这是因为肩外展 60°～120° 时肱骨大结节与肩峰的间隙减小，冈上肌外端受到肩峰与肱骨大结节的挤压、摩擦，导致疼痛。

X 线检查，一般无阳性发现；少数病例可显示冈上肌腱钙化或骨化影像。

【治疗】

手法操作分以下四个步骤。

1. 外展抚摩揉拨法　患者取坐位。术者立于患侧，一手托握上肢，将肩关节外展 45° 左右，使该肌放松，用另一手手掌或鱼际部抚摩肩部 2 分钟；继之用掌根或大鱼际揉冈上肌附着点 3 分钟；再用拇指于肱骨大结节处揉、拨冈上肌腱附着点 2 分钟，以达舒筋通络之目的（图 2-4）。

2. 顿拉揉揉动肩法　患者取坐位。术者立于患侧，先施以顿拉手法（操作同"肱二头肌长头腱鞘炎"）数次，而后一手握拿伤肢肘部活动肩关节，同

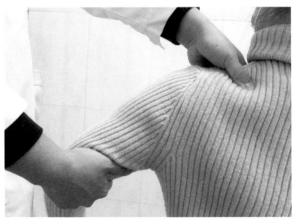

▲ 图 2-4　外展抚摩揉拨法

时用另一手小鱼际施以揉、揉冈上肌起止部数分钟，掌搓冈上肌抵止部，以发热为度，从而达到活血祛瘀之目的。

3. *按摩腧穴痛点法*　患者取坐位。术者用拇指揉或压患侧天宗、秉风、肩髃、肩髎、肩贞、缺盆、巨骨，多指捏拿肩井，拇指点按曲池与肩部痛点各 30 秒，以达疏通经络，消除疼痛之目的。

4. *揉搓牵抖患肢法*　患者取坐位。术者立于患侧，用双手相对有力地上下返往揉、搓患肢数次；继之双手握其腕部牵抖患肢，以达疏通气血之目的（图 2-5 和图 2-6）。

【注意事项】

1. 急性损伤者，手法应轻柔、缓和，避免加重损伤；手法后适当限制肩部活动。

2. 慢性损伤者，手法刺激宜重，手法后适当配合功能锻炼。

3. 注意肩部保暖，并配合热敷。

（四）肩关节周围炎

肩关节周围炎，又称"漏肩风""冻结肩""肩

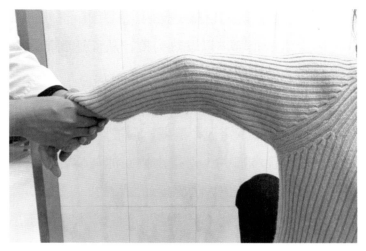

▲ 图 2-5　揉搓牵抖患肢法（一）

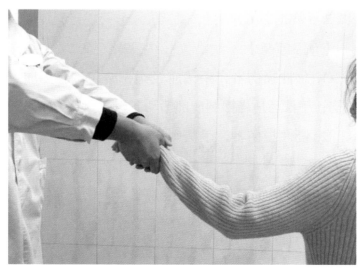

▲ 图 2-6　揉搓牵抖患肢法（二）

凝症""五十肩"等，是以肩部疼痛和肩关节活动受限为主症的一种常见疾病，临床多见于 45 岁以上的女性。

本病的发生多与内分泌功能紊乱、外伤、劳损，以及肩周组织的慢性退行性变化等因素有关，因造成肩部腱鞘、肌腱、滑囊的无菌性炎症而发病。

中医学认为，该病主要是在正气不足、气血亏虚的情况下，睡卧露肩，汗出当风，感受寒湿所致。临床可见肩部酸楚疼痛，活动不利，局部怕冷而僵硬，疼痛可由颈项向上肢扩散，肩关节运动障碍日渐加重，甚则肩峰突起，上举不便，后弯欠利，不能做梳头、脱衣、摸背等动作，肩部肌肉可有痉挛或萎缩等现象，后期常伴有肩关节周围组织粘连，使整个肩关节僵直，活动困难。

【症状】

1. 疼痛与压痛　其疼痛性质多为酸痛或钝痛。早期肩部疼痛剧烈，肿胀明显，疼痛可扩散至同侧肘部，遇寒湿痛著，遇热则痛减，日轻夜重，常影响睡眠。后期肩部疼痛减轻，但活动障碍显著。常可在肩峰下滑囊及三角肌下滑囊部、肱二头肌长头腱沟、三角肌后缘、冈上肌与冈下肌附着点，以及肩内俞、肩贞、天宗等部位找到明显压痛点。

2. 活动障碍　病程愈长，活动障碍愈明显，常不能完成穿衣、洗脸、梳头、触摸对侧肩部等动作。肩关节被动上举、后背、内收、外展、内旋时受限，但前后方向的拉锯动作及较轻的旋转活动（在限度以内的运动）时无疼痛，可与关节内病变相区别。日久肩关节功能活动几乎完全丧失，而成"冻结"状，但疼痛明显减轻。

3. 肌萎缩　初期在形态上无任何变化。病程较久者，因疼痛和废用，出现肩部肌肉广泛萎缩（以三角肌最为明显），肩峰突出。但在临床上，"冻结肩"的肌萎缩程度通常比肩关节结核或肩部神经麻痹所引起的肌萎缩轻。

中医学把本病分为寒痹型与湿痹型，其临床证候与上相同，故不再赘述。

【鉴别诊断】

依据本病的发病年龄、临床症状及检查，临床诊断并无困难，但主要应与风湿性关节炎、肩关节结核及化脓性关节炎相鉴别。

1. 风湿性关节炎　游走性疼痛，并可波及多个关节。遇寒冷刺激或静止时疼痛加重，遇热或轻微活动后则疼痛减轻，但过劳后病情又会加重。有时肩部可出现轻度红肿，但活动范围多不受限制。

2. 肩关节结核　肩关节呈弥漫性肿胀，发病年龄多为 20—30 岁，老年人较少见，除全身症状不同外，还可行 X 线检查，以鉴别之。

3. 化脓性关节炎　多为血源性感染，故局部红、肿、热、痛并见，伴有全身发热、恶寒，白细胞计数增高等。

【治疗】

肩关节周围炎的治疗应贯彻动静结合的原则。早期肿痛明显者，宜适当限制肩关节的活动；后期肿痛消减，应主动进行功能锻炼并配合药物治疗。

1. 常规手法操作（以右侧为例）　患者取坐位（体虚者可取卧位），术者立于患侧。

(1) 分推抚摩肩部法：术者以双手大鱼际或掌部着力，在患肩周围做前后、内外分推及抚摩手法数十次。

（2）揉搔肩周上臂法：术者用单、双手掌或多指揉肩关节周围及上臂数分钟，然后用左手握伤肢前臂并托起肘部，将上臂外展并前后活动肩关节，同时用右手小鱼际或掌指关节在肩部周围及上臂施搔法约5分钟（图2-7）。

（3）揉拨肩胛周围法：术者一手固定肩部，用另一手鱼际或掌根部自肩胛骨脊柱缘由上而下揉数次，拇指拨2～3次；而后以食、中、无名三指从肩胛骨脊柱缘插入肩胛骨前方理拨肩胛下肌3～5次，用拇指或大鱼际揉拨肩胛骨腋窝缘数次（图2-8）。

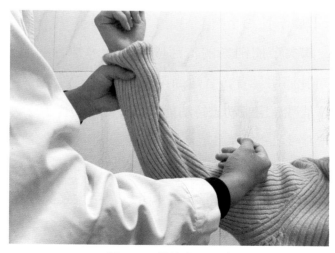

▲ 图2-7　揉搔肩周上臂法

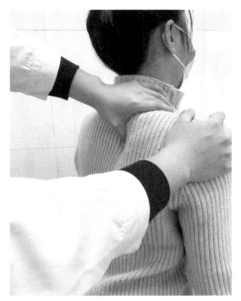

▲ 图 2-8　揉拨肩胛周围法

(4) 按摩腧穴痛点法：术者用双手拇指对压中府、天宗、肩贞、肩内俞，拇指重揉压肩外俞、秉风、巨骨、缺盆、肩髃，揉拨极泉及肩部痛点各 30 秒。

(5) 被动运动肩部法：根据肩关节不同方向的运动障碍，可选用下列方法。

① 推肩拉肘内收法：术者立于健侧后方，一手推住健侧肩部（固定），另一手从健侧胸前托患侧肘部，缓缓牵拉使其内收，在极度内收位时用体侧

抵紧健侧肩后部，一手空拳叩击患侧肩部周围数次（图2-9）。

②前屈后伸捏筋法：术者立于患侧，一手托握伤肢肘部使上臂前屈后伸，另一手在上臂后伸位时捏拿肩前筋，在前屈位时捏拿肩后筋（图2-10和图2-11）。

③ 扣肩揉搓扛动法：术者于患侧半蹲式，用肩扛住患肢上臂，双手扣于肩部前后，进行协调的揉搓动肩，以肩部有温热感为度（图2-12）。

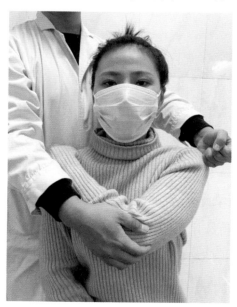

▲ 图 2-9　推肩拉肘内收法

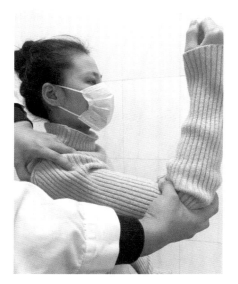

▲ 图 2-10 前屈后伸捏筋法（一）

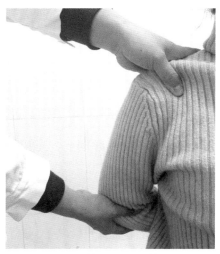

▲ 图 2-11 前屈后伸捏筋法（二）

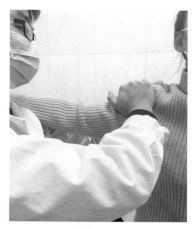

▲ 图 2-12　扣肩揉搓扛动法

④ 下拉上提牵伸法：术者立于患侧，一前臂插入患肢腋下向外上方托扳，同时另一手握伤肢腕部，缓缓向后下牵拉数次，而后前屈上提患肢，上提幅度以患者能耐受为度（图 2-13）。

⑤ 环转活动肩部法：患者取低坐位。术者立于患侧后方，一手固定肩部，另一手握拿伤肢腕部托起前臂（嘱患者配合），做顺时针或逆时针方向最大限度的环转活动（图 2-14）。

⑥ 拍打患臂拿肩法：术者立于患侧，用双掌或空拳由肩部至前臂往返拍打（掌拍拳打），双手掌相对往返揉搓患肢数次，并牵拉患肢；继之双手拇、

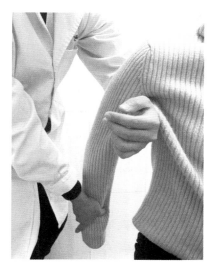

▲ 图 2-13　下拉上提牵伸法

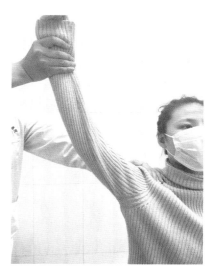

▲ 图 2-14　环转活动肩部法

食指捏肩井，多指捏拿肩部结束。

2. 手法治疗的辨证施治

(1) 风寒湿较著者，加"搓摩肩周痛点法"。

(2) 肌肉萎缩者，加"叩击捏拿局部法"。

(3) 麻木显著者，加"弹拨拍打麻木区法"，拇指或中指拨患肢神经易触及的部位 3～5 次，掌拍打麻木区。

3. 局部热敷与功能锻炼　施手法后，可在肩部进行热敷或中药熏洗，待疼痛缓解后，逐步有计划地加强肩关节功能锻炼。

(1) 常用功能锻炼的方法：双手托天、体后拉手、轮转轴辘、手指爬墙、屈肘握拳外展外旋前臂、拉滑车、扒单杠及棍棒操等。进行功能锻炼时，应注意循序渐进，不可过度劳累或用力过猛，避免造成不良后果。

(2) 常用熏洗方：可选用八仙逍遥汤，主治跌打损伤肿硬疼痛，以及风寒湿所引起的筋骨酸痛等症。

处方：防风 3 克，荆芥 3 克，川芎 3 克，甘草 3 克，当归 6 克，黄柏 6 克，苍术 9 克，牡丹皮 9 克，川椒 9 克，苦参 15 克。

用法：将上药装入布袋内，扎口煎汤，熏洗伤处，亦可用药热敷。每日 1～2 次，每次 25 分钟。每剂药，天热时可用 1～3 日，天冷时可用 3～5 日。

二、肘部痛症

肘部常见病有肱骨上髁炎和尺骨鹰嘴滑囊炎。肱骨上髁炎又可因损伤及疼痛的部位不同，而分为肱骨外上髁炎和肱骨内上髁炎，其中以肱骨外上髁炎最为常见。

网球肘（肱骨外上髁炎）

肱骨外上髁炎，又称侧伸腕肌腱劳损，或伸腕肌腱附着点扭伤、肱桡滑囊炎，还可称为肱骨外上髁症候群。有人称其为"网球肘"，认为本病多发生于网球运动员，实际上本病多发生于经常做旋转前臂，以及伸屈肘、腕关节的劳动者，如家庭妇女、木工、砖瓦工、钳工、水电工等。

本病的发生多由于前臂长期反复的旋转活动，

或过度旋转引起。亦可由于前臂在旋前位时，腕关节的反复背伸活动，肱骨外上髁附着处的伸腕肌腱过度牵拉，而发生劳损或扭伤。

由于反复损伤，其主要病理改变包括腱纤维的肱骨外上髁部发生撕裂、出血，形成骨膜下血肿，继而机化、骨化，产生肱骨外上髁骨质增生（多呈锐边或结节状）。病理组织切片检查为玻璃样变性缺血，故又称缺血性炎症。有时伴有关节囊撕裂，关节滑膜因长期受肌肉的牵拉刺激而增生变厚。当腕关节屈伸和前臂旋转时，滑膜可能被嵌入肱桡关节面之间，亦可发生肱桡韧带松弛、桡尺近端关节轻度分离，导致桡骨小头脱位。这些病理上的变化可引起肌肉痉挛，局部疼痛，或沿伸腕肌向前臂呈放射性窜痛。

【症状】

初期常感患肢疼痛乏力，逐渐发生肘外侧疼痛，多随运动量的增加而加重。在重复损伤动作时，疼痛亦加重（其疼痛性质为酸痛或刺痛），偶可向前臂或上臂扩散。严重者可出现腕部和手部无力，甚者拿在手中的物品自行脱落。

【检查】

1. 肱骨外上髁后外侧、肱桡关节间隙、桡骨小头及桡骨颈外缘可触及明显的压痛点，亦可触及前臂上段桡侧的筋肉组织轻度肿胀、压痛或僵硬感。有时可在肱骨外上髁处摸到骨质增生的锐利边缘，压痛甚剧。

2. 肱骨外上髁炎试验（先让患者屈肘、屈腕、屈指，前臂旋前，然后缓缓伸直肘关节，肱骨外上髁部即出现疼痛）阳性。

3. 抗阻力伸腕试验、抗阻力前臂外旋试验，均可出现肱骨外上髁处疼痛。

4. X 线检查偶可显示骨膜不规则，或骨膜外有少量钙化点。

【治疗】

1. 手法治疗

(1) 抚摩揉松筋法：患者取坐位。术者立于患侧，用一手托起前臂，另一手掌或大鱼际抚摩损伤局部及其上下 2 分钟，继之用小鱼际部揉揉前臂伸腕肌及肱骨外上髁部数分钟，以达到松筋之目的。

(2) 搓擦肘部散瘀法：紧接上法，术者揉揉之手改为用大鱼际搓或掌擦肱桡关节部，以有热感为度，可达到活血散瘀之目的。

(3) 回旋伸肘顶推法：接上法，术者用一手握拿患肢肘部（拇指按压痛点近端，余四指放于肘内侧），另一手握拿患肢腕部（拇指置于桡骨茎突侧面，余四指放于掌面）。然后将患肘屈曲，前臂充分内旋、伸肘，待肘关节即将伸直时，在牵引下迅速外旋前臂，使肘过伸，同时托肘之手用力顶推（拇指压紧外上髁），听到"咯吱"声，屈曲肘关节，肱桡关节滑膜嵌顿及桡骨小头半脱位即可整复。

(4) 弹拨推理舒筋法：接上法，术者一手握患肢腕部，将肘关节屈曲至最大限度，另一手拇指用力按压肱骨外上髁前上部，在伸直肘关节的同时推至桡骨小头前上面，沿桡骨小头外缘向后弹拨伸腕肌腱起点数次，而后随着肘关节的伸屈活动自下向上推理该处筋肉组织数次，以达到舒筋之目的。

(5) 按摩腧穴痛点法：按压缺盆、肩髃，拨肩髎、极泉及上臂桡神经点，揉压曲池、外关及合谷各0.5~1分钟。急性损伤者在施手法后肘部制动1周。

2. 热醋浴　食醋 1 千克，放入搪瓷盆内煮沸，先熏后洗患处，每日 2 次，每次 25 分钟。有条件者可行醋离子导入疗法。

3. 封闭疗法　泼尼松龙 25 毫克加 2% 普鲁卡因 6 毫升，行痛点封闭。每周 1 次，3～5 次为 1 个疗程。

4. 外科手术松解　非手术疗法无效，且症状严重者，应考虑手术松解疗法。

三、手腕部痛症

手是人体最复杂、最精细的器官之一，也是生产劳动和生活学习的重要器官。人们在进行各种各样的活动和工作时，都离不开双手。腕关节周围的筋肉较多，如肌肉、肌腱、腱鞘、筋膜、关节囊、软骨，还有出入手部的神经、血管，所以腕与手指部因突然受到外力或过度劳累而引起筋肉损伤者比较多见。

（一）腕关节扭伤

腕关节包括桡腕关节、腕骨间关节和桡尺远端关节。

桡腕关节由桡骨下端关节面及三角软骨盘之远侧面，与舟骨、月骨及三角骨，借关节囊和侧副韧带连结而成。腕骨间关节（又称腕中横关节）由近侧腕骨与远侧腕骨借关节囊和韧带相连组成（豌豆骨不参与该关节的构成）。桡尺远端关节由桡骨下端内侧的尺骨切迹与尺骨小关节面借关节囊和韧带连结而组成。

腕关节扭伤多由于不慎跌仆，腕关节突然背伸手掌着地，或提物不慎，致使筋脉受损，气血凝滞。《诸病源候论》曰："夫腕伤重者，为断皮肉、骨髓，伤筋脉，皆是卒然致损，故血气隔绝，不能周荣……"

腕关节过度背伸，易损伤桡腕掌侧韧带；过度掌屈腕关节，则易损伤桡腕背侧韧带；过度尺偏，则伤及腕部桡侧副韧带；过度桡偏，则易伤及腕部尺侧副韧带。同时关节囊及经过腕部的肌腱亦受到牵扯而受损。

【症状】

腕关节扭伤多有明显的外伤史，伤后出现腕部无力，腕关节活动不灵。轻者一般无明显肿胀，疼痛不甚，仅在大幅度活动腕关节时才感疼痛。严重扭伤者可见腕部肿胀，疼痛较重，不能活动腕关节，或活动时疼痛加剧。

【检查】

腕关节用力掌屈时，背侧出现疼痛，则说明腕背侧韧带与腕伸肌腱损伤，反之则为腕掌侧韧带或腕屈肌腱损伤。若将腕关节用力向尺侧偏斜，桡骨茎突部出现疼痛，则为桡侧副韧带损伤，反之则为尺侧副韧带损伤。若腕部各个方向的活动均出现疼痛，且活动明显受限，则说明是韧带、肌腱等的复合性损伤。损伤局部有压痛或可触及筋肉组织异常改变。

由于腕关节损伤比较复杂，临证时需与桡骨、尺骨远端骨折，腕骨脱位、骨折等疾病相鉴别。故对于损伤严重者，可行 X 线检查鉴别。

【治疗】

手法操作可分为以下三个步骤。

1. 单掌摩揉腕臂法　患者取坐位。术者立（或坐）于患侧前方，一手托握健侧，另一手循经络摩、揉损伤局部及前臂 3 分钟左右（腕部以摩为主）。

2. 按揉腧穴握腕法　患者取坐位。术者用一手固定患肢，另一手拇指循经按揉相应腧穴，以产生酸胀感为度，继之用双手多指握拿腕部 1 分钟，以起镇定止痛的作用。

3. 指拨大筋动腕法　患者取坐位。术者用一手固定患肢适宜部位，另一手拇指或中指重拨腋部、肘部或臂部大筋数次，以有麻胀感传导至手部为佳。一手握拿腕部，另一手拇指轻柔弹拨损伤之筋肉数十次。继之用双手握拿指部，牵拉损伤之筋肉，并将腕关节掌屈、背伸、侧偏及环转活动数次。双手掌相对往返搓揉前臂至腕部数次，捻揉、牵抖五指结束。

【注意事项】

1. 注意局部保暖，避免寒冷刺激。

2. 手法治疗期间应适当减少腕部活动，可用"护腕"加以保护。

3. 急性损伤者施手法后，用绷带软固定 3～5 日。

4. 慢性损伤者可配合中药熏洗及热敷，并加强腕关节的功能锻炼。

（二）腕部腱鞘囊肿

腕部腱鞘囊肿，是一种常见的伤病，多发生于关节的肌腱滑动处。临床常见于舟骨、月骨关节的背面，位于拇长伸肌腱和指总伸肌腱之间；其次是腕部掌面桡侧，位于桡侧腕屈肌腱与拇长展肌腱之间，古称"腕筋瘤"。本病多见于青壮年女性。

一般认为本病多由局部气血凝聚而成，与外伤沉积和慢性劳损有关，也有人认为其因局部胶样变性引起。囊肿外层由致密的纤维结缔组织构成，内层由白色光滑的滑膜覆盖，囊腔内充满蛋清样稠密或稀薄的胶冻状黏液。有时囊腔可与腱鞘或关节腔相通（有人认为囊肿的形成与关节或腱鞘内压力增大有关），也有的囊腔呈封闭状态，囊肿根部与腱鞘或关节囊紧密粘连。

【症状】

本病主要临床表现为局部有一发展缓慢的半球形包块凸起。

患者感觉囊肿局部轻度酸胀、疼痛，腕手部无力。患部远端出现软弱无力感者，提示囊肿与腱鞘相连。但亦有部分患者无任何不适感，仅觉是一种累赘，不美观，但腕部活动过度（内压增大）时，可出现酸胀无力感。

【检查】

囊肿触之表面光滑，与皮肤无粘连，早期质软有轻度波动感，后期因纤维化改变而显得小而坚硬，用力按压时有酸胀感，或向囊肿周围呈放射性疼痛。若囊肿生于小鱼际近端或腕管内，可压迫尺神经或正中神经，出现相应部位的肌肉麻痹或感觉异常。

X 线检查无异常发现。

【治疗】

1. 手法治疗

(1) 对压内外关穴法：患者取坐位，术者双手拇、中指重叠，相对挤压内关、外关 30 秒。

(2) 屈腕按揉推挤法：患者取坐位，术者双手托握腕部，将腕关节略向囊肿的对侧屈曲，使囊壁紧张，双手拇指在囊肿局部及其周围按揉数分钟，或以局部充血、麻木为度；继之双手拇指重叠揿定囊肿近端推挤，使囊壁破裂、肿物消散。本法适用于一般囊肿。

(3) 针刺推挤按揉法：若上法效果不佳，可用本法。皮肤消毒后，用毫针刺破囊壁（周刺、斜刺或顶刺）后，再用双拇指强力推挤（方法同上法），然后加以按揉，囊肿即可消散，本法适用于质硬、较小而扁平的囊肿。以上手法使囊肿消散后，随即加压用绷带包扎固定 3 日。

2. 手术治疗　经数次手法治疗无效，或经常复发者，可考虑手术切除。

（三）手指屈肌腱鞘炎

手指屈肌腱鞘炎，又名弹响指、扳机指，或称拇长屈肌、指深屈肌、指浅屈肌狭窄性腱鞘炎。多发生于中年女性。

本病常发生于拇长屈肌肌腱或指屈肌肌腱的掌骨头处。掌骨头的掌侧面正是屈指肌腱骨性纤维管的近端开口部，整个肌腱的滑动部分在其周围均有滑动的腱旁膜。屈指肌腱通过狭窄的腕管进入掌部尚无明显变化的狭窄部，进入手指部分即在纤维管内滑动，尤其以纤维管的开口部最为狭窄。

由于手指经常做屈伸活动，屈拇长肌腱和屈指肌腱与骨性纤维管反复摩擦，或指深、浅屈肌腱本身相互摩擦；或手掌用力握持硬物，使骨性纤维管受到硬物与掌骨头的挤压，长期的机械刺激使局部受到微细损伤，骨性纤维管发生水肿、增厚，进而纤维软骨性变或钙化，使管腔变狭窄，影响屈指肌腱的活动。屈指肌腱因受压而变细，两端膨大呈葫芦状。手指屈伸时，肌腱大部通过狭窄的鞘管发生困难。肌腱亦失去原有的光泽，变为暗黄色。

【症状】

本病多为逐渐形成，偶有因一次过度用力而发病者。

早期表现为手指活动不利，掌指关节部的掌面酸痛不适，尤以早晨起床或劳累后症状明显，握硬物时疼痛加重。勉强伸直手指时，在某一角度出现交锁或弹响。患手喜热怕冷，热水浴后稍有舒适感。

【检查】

检查可在患指掌面的掌骨头处触及因腱鞘肥厚而出现的硬结，压痛明显。用一手拇指放于患指掌指关节的掌面，余指置于背侧，嘱患者屈伸患指，可触及肌腱膨大部在皮下滑动或有弹动感（或闻及弹响声）。若管腔严重狭窄，则膨大部不能通过，也就触及不到肌腱的滑动，但有压痛，手指末节不能全屈与伸直。

【治疗】

1. 手法治疗

(1) 过伸患指捻揉法：患者取坐位，术者一手将患指保持过伸位，另一手食指放于掌指关节背侧作支点，拇指置于掌指关节掌面做捻揉动作数分钟，力度要由轻到重，使局部的坚硬压痛点软化（图 2-15）。

(2) 拔伸患指回旋法：患者取坐位，术者用一手固定患指掌骨远端，另一手捏住患指末节，做对抗的拔伸动作，并按顺时针方向回旋摇动掌指关节 5～10 次，以增加掌指关节的活动幅度（图 2-16）。

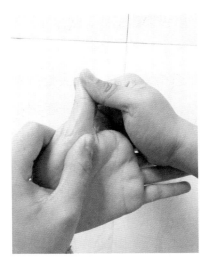

▲ 图 2-15 过伸患指捻揉法

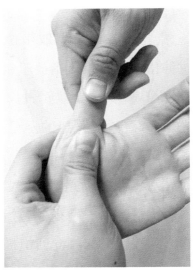

▲ 图 2-16 拨伸患指回旋法

(3) 过度屈伸患指法：患者取坐位，术者一手固定腕关节，用另一手拇、食指捏住患指末节缓慢地做极度屈伸活动数次，而后再将患指缓慢掌屈活动数次。

以上三步手法做完后为一节，连续做三节为一次治疗，每次手法后应取内关、大陵、合谷、后溪、神门等穴，以按压、点揉结束。每次 15 分钟，每日 1 次，2 周为 1 个疗程。

2. 其他疗法

(1) 手术切开腱鞘纤维管的狭窄部，效果良好。

(2) 腱鞘炎散

处方：黄柏 30 克，白蔹 30 克，山豆根 20 克，白及 20 克，昆布 40 克，海藻 40 克，穿山甲 20 克，生南星 20 克，生半夏 20 克，三棱 15 克，莪术 15 克，红花 15 克，防己 20 克。

用法：上药研为细末，混合均匀，再用水、醋各半加热后把药调匀，外敷患部。

作用：消炎除湿，软坚散结。主治腱鞘炎、腱鞘囊肿等。

四、颈部痛症

颈椎病

颈椎病，又称颈椎综合征，是指因损伤或颈椎及其椎间盘、椎周筋肉退变引起脊柱平衡失调，挤压颈部血管、交感神经、脊神经根和脊髓等，产生颈、肩、背、上肢、头、胸部疼痛及其他症状，甚至合并肢体功能丧失等，是一种多发于中年以上年龄的慢性疾病。

本病的常见病理变化有以下五个方面。

1. 颈椎移位　由于颈椎关节突间关节面近乎呈水平位，一旦椎间盘发生退变，椎间隙即变窄，关节囊和韧带松弛，加上颈部活动时重力的影响，即可造成积累性损伤，加速颈椎退变和不稳，导致颈椎关节发生移位，使椎间孔变狭窄，椎管径发生改变，压迫神经根或脊髓，产生临床症状与体征。

2. 椎体缘、关节突、钩椎关节骨赘形成　椎间盘退变必然会导致颈椎生理曲线的改变，从而破坏椎体间的平衡。久之机体为了抵抗疼痛，使神经免受刺激，建立新的平衡，而产生代偿性骨赘，以稳定脊柱。当然骨赘形成的主要原因是急慢性损伤，骨赘的形态及部位与损伤的性质等有关，骨赘的大小与年龄有关，与症状的轻重不一定成正比。若骨赘发生于椎间孔或椎管附近，可产生神经根、椎动脉或脊髓受压症状。

3. *椎间盘与椎间韧带退变*　椎间盘的退变是发生颈椎病的基础，既是产生本病的内因，又是其较为普遍的病理改变。若颈部长期过度伸、屈活动可使弓间韧带发生相应的改变，如变厚、弹力减弱，甚至发生钙化或骨化，直接压迫脊髓。长期过伸可损伤前纵韧带，突然猛力地后伸活动，可造成前纵韧带与椎体前缘附着处的撕裂，反之可造成后纵韧带损伤或与椎体后缘附着处的撕裂。椎间盘退变，首先出现韧带松弛，继而发生肥厚、钙化或骨化反应。韧带钙化部位与椎间盘受损平面相一致。本病患者普遍可见项韧带的钙化，并可在颈后触及条索状物。

4. *脊髓和神经根的变化*　脊髓长期受压，可出现脊髓变性或软化，甚至出现脊髓空洞，从而导致难以恢复的损伤。其原因主要有血供障碍，椎管纵径缩短，骨赘或椎间盘组织等混合突出物直接压迫脊髓。神经根因长期受压而发生变性反应，出现肢体麻木及运动障碍。

5. 颈椎骨折　颈椎骨折可造成出血水肿，或碎骨片移位波及椎间孔或椎管，直接压迫颈神经根或颈脊髓。骨痂的形成也会使椎管、椎间孔发生狭窄性改变，产生脊髓和神经根的受压症状。

【症状】

颈椎病的临床症状复杂多变，以颈项、肩臂、肩胛上背、上胸壁及上肢疼痛或麻痛为最常见。颈部过劳、扭伤或寒冷刺激可诱发或加重病情。临床症状的产生随病变在颈椎平面及范围而有差异，根据其临床表现，可分为如下几种类型。

1. 颈型　颈椎各椎间关节及周围筋肉损伤，导致颈肩背酸胀、疼痛、僵硬，不能做点头、仰头及头颈部旋转活动，呈斜颈姿势。患者回头时，颈部与躯干共同旋转。

2. 神经根型　颈丛和臂丛神经受压，造成颈项、肩胛上背、上胸壁、肩臂和手部出现放射性麻木，疼痛无力和肌肉萎缩，感觉异常。患者躺卧时，喜取患肢在上的屈肘侧卧位。

3. 脊髓型　颈脊髓因受压而缺血、变性，导致脊髓传导障碍，造成四肢无力，走路不稳，瘫痪，大小便障碍等。

4. 椎动脉型　钩椎关节退变、增生压迫椎动脉，致使椎动脉、脊髓前动脉、脊髓后动脉供血不足，造成头晕、耳鸣、记忆力减退、猝倒（猝倒后因颈部位置改变，而立即清醒，并可起来走路）。颈部侧弯及后伸到一定位置，则出现头晕加重，甚至猝倒。

5. 交感神经型　颈交感神经受压，造成心率异常，假性心绞痛、胸闷、顽固性头痛、眼痛、视物模糊、眼窝发胀、流泪、肢体发凉、指端红肿、出汗障碍等。

6. 混合型　临床上同时存在上述两型或两型以上症状、体征者，即可诊断为混合型颈椎病。

【检查】

患者以坐姿为宜，应注意以下几个方面。

1. 检查颈项活动幅度是否正常。术者立于患者背后，一手安抚患者肩部，另一手扶其头部，将头颈部前屈、后伸、侧弯及旋转活动。注意活动在何角度时出现肢体放射痛，或沿何神经分布区放射。并注意其他症状的出现，有助于确定颈椎病的类型。

2. 触诊时术者立于患者后方，一手扶其头部，另一手拇指由上而下逐个触摸颈椎棘突，可发现：①患椎棘突偏离脊柱中心轴线；②患椎后方项韧带剥离、钝厚、压痛或有索条状硬物；③多数患者向棘突偏歪侧转头受限或有僵硬感；④患椎平面棘突旁开一横指处可有压痛，并沿一定的神经分布区放射至患侧上肢。

3. 注意患侧肢体有无发凉、肌萎缩，以及肌力、肌张力等情况。

4. 椎间孔压缩试验阳性、闭气缩肛试验阳性、臂丛神经牵拉试验阳性，对神经根型和椎动脉型颈椎病的诊断具有临床意义。

5. 神经协同检查应注意颈神经分布区的痛觉、触觉、温觉有无改变，肱二头肌、肱三头肌腱反射是否减弱或消失，并注意下肢腱反射情况，以及有无病理反射。

6. X 线检查，在治疗前为了协助或明确诊断，一般应拍正、侧、斜位片。重点观察颈椎生理曲线、钩椎关节、关节突间关节、椎间盘、椎间隙、棘突顺列、椎体缘等变化情况。必要时可进行断层照相，或脊髓、椎间盘、椎动脉造影等。

其他辅助检查均有助于本病的诊断。如肌电图、心电图、脑电图等。

【鉴别诊断】

根据病史、临床表现、X 线检查的提示和其他检查结果，进行分析研究，一般不难做出诊断，但应与下列疾病相鉴别。

1. 脊髓型颈椎病与颈段脊髓肿瘤　颈段脊髓肿瘤患者可有颈、肩、枕、臂、手指疼痛或麻木。同侧上肢为下运动神经元性损害（出现软瘫），下肢为上运动神经元性损害（出现硬瘫）。症状逐渐发展到对侧下肢，最后到达对侧上肢。受压平面以下感觉减退及运动障碍，开始为布伦斯综合征的表现（在脊髓半侧损害时，伤部以下对侧痛觉、温觉消失），逐渐加重，最后呈现脊髓横贯性损害的现象。

鉴别点：① X 线检查显示椎间孔扩大，椎体或椎弓破坏；②脊髓碘油造影可显示梗阻部造影剂呈倒杯状，脊椎穿刺奎氏试验阴性；③完全梗阻者脑脊液呈黄色，易凝固，蛋白含量增高。

2. 脊髓型颈椎病与原发性侧索硬化症　原发性侧索硬化症是一种原因不明的神经系统疾病。当其侵犯皮层脊髓运动束时，表现为双侧椎体束受损，肌张力增高，浅反射显示多为其他硬化症的前驱症状。

鉴别点：①无感觉障碍；②腰椎穿刺奎氏试验通畅；③脊髓造影无梗阻现象。

3. 脊髓型颈椎病与肌萎缩侧索硬化症　肌萎缩侧索硬化症是一种致病因素尚未明确的神经系统疾病（为脑运动核、皮层脊髓束和脊髓前角细胞受损害的疾病）。病变部位多为颈膨大部，多发生于中年人，起病缓慢。

主要症状：①上肢肌肉萎缩性瘫痪，小肌肉受累尤著，手呈鹰爪形，乃脊髓前角细胞受累所致；②下肢呈痉挛性瘫痪，腱反射活跃或亢进；③病变发展到脑干时，可发生延髓麻痹而死亡。

鉴别点：①无感觉障碍；②脊髓造影无阻塞现象。

4. 神经根型颈椎病与风湿病　风湿病（包括关节

炎与肌肉筋膜炎）临床表现有颈肩痛、颈部活动受限及手部麻木等。

鉴别点：①有多发部位疼痛史；②无放射性疼痛；③腱反射无改变；④麻木区不按脊神经节段分布；⑤服用抗风湿类药物后症状可明显减轻。

5. 神经根型颈椎病与颈肋综合征　颈肋综合征，是指肩部下垂时，前斜角肌压迫臂丛神经及锁骨下动脉而产生相应症状，疼痛可向肩、肘、手部放射，尺侧手指发麻。

鉴别点：①有血管症状，如手部发凉、发白或发紫，桡动脉搏动减弱或消失；② X 线正位片可提示颈肋或 C_7 横突过长。

6. 神经根型颈椎病与心绞痛　颈椎病多有左上肢或双侧上肢尺侧疼痛，当合并有右侧胸大肌筋膜炎时，应与心绞痛相鉴别，前者在压痛区局部封闭后可止痛，后者则无肌肉的压痛点，发作时多有胸闷、气短的感觉，可伴有心电图变化，服用硝酸甘油可立即止痛。

7. 椎动脉型颈椎病与梅尼埃病　梅尼埃病，又称发作性眩晕，多因内耳淋巴代谢失调，淋巴分泌过多或吸收障碍，引起内耳迷路积水，内耳淋巴系统膨胀，压力升高，致使内耳末梢感受器缺氧和变性。可表现为头痛、眩晕、恶心呕吐、耳鸣、耳聋、眼震、脉搏变慢及血压下降等。

鉴别点：其发病与大脑功能失调（包括过度疲劳、睡眠不足、情绪被动）有关，而不是由颈部活动所诱发。

8. 椎动脉型颈椎病与内庭动脉栓塞　后者常突然发生耳鸣、耳聋及眩晕，症状严重且持续不减。

9. 交感神经型颈椎病与冠状动脉供血不足　冠状动脉供血不足类疾病发作时心前区疼痛剧烈，伴有胸闷、气短，且只有一侧或两侧上肢尺侧的反射痛，而没有颈脊神经根刺激体征。心电图有异常改变，服用硝酸甘油类药物后症状可缓解。

【治疗】

1. 推拿手法

(1) 推摩擦揉项部法：患者取坐位，术者立于侧后方，一手扶其头部，另一手推、摩项部数次，而后用小鱼际擦，多指揉颈项部数分钟，同时活动头颈部。

(2) 按摩经络腧穴法：患者取坐位，头颈前屈，将颈部充分显露（体虚者可取卧位）。术者立其后方，先用双手大鱼际部推抚颈肩部数次。继之用拇指在督脉的风府、哑门至大椎穴段的酸胀点反复点揉；拇、食、中三指或双手拇指，沿膀胱经大杼至天柱穴段的酸痛区或结索状硬物处点揉、弹拨（轻快柔和）数次；拇指揉压小肠经的肩中俞、肩外俞、天宗等穴。

(3) 拨伸摇颈理筋法：紧接上法。术者双手托包患者头部向前上方拨伸，在轻度牵引下先向健侧、后向患侧旋转至最大限度，再转回中立位，将头颈前屈、后伸数次；继之用一手扶患者颞顶部，另一手托扶下颌，前臂压肩峰部，做相反方向的分离动作（以牵拉颈侧部肌肉），左右各 1 次；双手拇指相对用力，由上而下推挤颈夹肌 3～5 次，并施理筋手法数次（图 2-17 和图 2-18）。

(4) 疏通伤滞拿肩法：拇指压患侧天鼎、缺盆，中指弹腋部大筋，小鱼际或掌指关节搓上肢症状区数次，拇指拨手三里，中指拨手五里，双手握患肢手腕部牵引、抖动数次；拇、食指捏肩井，多指拿

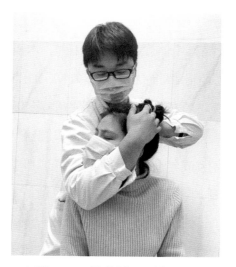

▲ 图 2-17　拨伸摇颈理筋法（一）

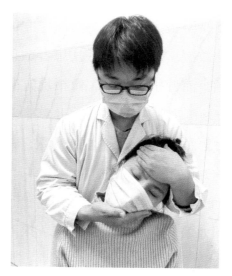

▲ 图 2-18　拨伸摇颈理筋法（二）

肩部结束。

2. 复位手法

(1) 旋转扳提顶推法：本法多用于颈椎小关节错位、棘突偏歪、神经根症状典型者，椎动脉或脊髓症状明显者应慎用。

以棘突向后偏歪为例，患者坐于高 40 厘米的凳子上，术者立其背后，左手拇指顶住偏歪棘突的右侧，右肘窝夹住患者下颌部，手掌托扶健侧头部，使颈部向左前下方屈曲，然后将头颈部向右侧后上方旋转扳提，同时左手拇指用力向左顶推偏歪棘突。此时可有指下位移感或伴有响声（多为复位成功）。头颈部恢复中立位，施理筋手法结束。

做此手法时，动作应轻柔，严禁暴力。对于椎体缘增生已形成骨桥，或椎间孔因增生明显狭窄者，或有高位脊髓压迫症状者，应慎用此手法复位。有颈椎骨质破坏性疾病者，禁用此手法（图 2–19）。

(2) 仰卧拔伸旋转法：患者取仰卧位，术者坐于床头低凳上，双膝抵紧患者两肩部以固定，两手分别托其枕颌部，用力向上拔伸并缓稳地向左、右旋转数次，然后恢复中立位放松牵引。继之一手托起患者头

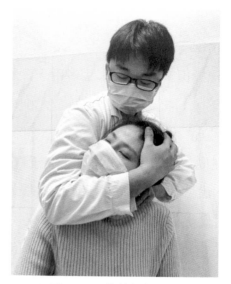

▲ 图 2–19　旋转扳提顶推法

部，另一手多指揉提、推理颈部筋肉数次（图 2–20
和图 2–21）。

(3) 枕颌布带牵引法：该法为临床常用的治疗方
法。患者可取坐位或卧位（具体操作方法略），每日
或隔日牵引 1 次，每次 20～30 分钟，牵引重量应根
据患者的伤情、体质、耐受度酌情而定（图 2–22）。

牵引目的是调整和恢复已被破坏的颈椎平衡。
牵引的主要作用是解除颈部肌肉痉挛；缓冲椎间盘
向周缘的外突力，有利于已外突的纤维环组织复位；

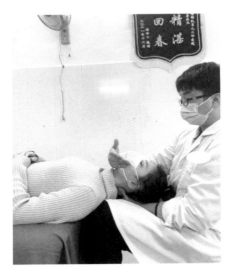

▲ 图 2-20 仰卧拨伸旋转法（一）

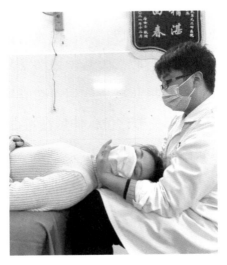

▲ 图 2-21 仰卧拨伸旋转法（二）

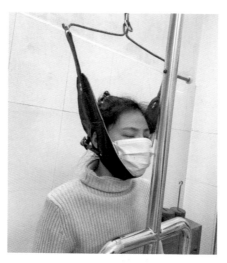

▲ 图 2-22　枕颌布带牵引法

增大椎间隙和椎间孔，使神经根受压得以缓和，神经根和关节囊的粘连得以松懈；使水肿的神经根制动休息，促使水肿吸收，改善钩椎关节与神经根的位置关系，对神经根起减压作用；牵开被嵌顿的小关节滑膜，整复小关节移位；伸展被扭曲的椎动脉，改善脑部血液循环；将椎管纵轴拉长，颈脊髓伸展，改善脑脊液循环和颈脊髓的血液循环；紧张纵韧带，有利于椎间盘组织复位。

3. 药物治疗

(1) 疼痛严重者可口服解热镇痛药，如水杨酸钠、吲哚美辛、硫酸软骨素、苯丙氨酯等。或以 0.5% 盐酸普鲁卡因行痛点封闭。B 族维生素药物有助于神经变性的恢复。

(2) 中药治疗宜散风祛湿、活血化瘀、舒筋止痛，常用成药有木瓜丸、豨桐丸、舒筋活血片等，常用方剂有四物止痛汤、独活寄生汤、伸筋活血汤等。

【预后与预防】

1. 预后 颈椎病的预后与早期诊治及临床类型有密切关系，正确的临床分型是判断预后的关键。一般来说，颈型颈椎病预后良好，神经根型次之，椎动脉型和脊髓型预后不良。若不积极治疗，甚者可导致终身残疾。

2. 预防

(1) 平时应避免颈部过劳，注意保暖，防止受凉。

(2) 适宜的枕头对预防颈椎病的发生十分有益，应提倡低枕，不宜"高枕无忧"（高枕易使关节囊及韧带紧张，血管迂曲，血流不畅，气管前屈，呼吸不畅）。一般来说，仰卧时宜低枕，侧卧时宜稍高。要注意改善不正确的睡眠姿势，以防病情复发或加重。

(3) 加强颈部功能锻炼，如前屈、后伸、左右侧屈、左右旋转活动；还可加强颈臂功能练习。颈部功能锻炼可预防颈椎病的发生，有利于颈椎病的恢复及疗效的巩固。

五、腰部痛症

腰部是运动系统的重要组成部分，由许多骨、关节、椎间盘、韧带、肌肉、筋膜和神经等构成。若有器质性改变，或附近脏器发生疾病，可引起疼痛。腰部痛症的表现特点有以下几个方面。

1. *腰痛或伴腿痛* 疼痛程度差别较大，从轻微钝痛到刀割样剧痛不等。部分患者疼痛仅限于腰部，或可向下肢扩散；部分患者疼痛部位较深且区域模糊。昼夜均可疼痛，或白天腰痛重，夜间休息减轻，或白天轻微活动后腰痛减轻，夜间常因腰部疼痛、僵硬而不能入睡，或在睡眠中痛醒，起床时更感困难。

2. *腰部僵硬或无力* 急性腰痛多伴有单侧或双侧腰背肌痉挛，不能前屈。部分患者因腰背肌长期废用而萎缩，导致腰部无力或空虚感，肩不能负重，走路也感困难。部分慢性腰痛患者，腰部强硬，触之呈板样感。

3. 功能障碍与姿势畸形　轻者弯腰不便，可进行一般劳动或轻微活动；重者不能劳动，或被迫卧床，甚则不能翻身，生活不能自理。

4. 喜暖怕冷，遇寒则痛剧　腰痛患者每遇风寒、潮湿、气候变化时疼痛增剧，在阴雨天之前疼痛明显。尤其是韧带损伤所引起的疼痛，遇到寒冷刺激时，更为敏感。

【检查】

1. 立位检查　主要是对姿势、运动方向、范围和步态的观察，了解是否有行动受限或病理步态。

2. 坐位检查　主要是对棘突顺列、棘间隙及筋肉情况的触压，以了解其变化情况。

3. 仰卧位检查　包括扳颈压胸试验、腹部触诊（腹肌的检查）、屈髋试验、直腿抬高试验、直腿抬高加强试验、4 字试验、床边试验、踇趾跖屈、背伸试验、下肢腱反射及痛觉检查、下肢长短及肌肉萎缩的测定等。

4. 侧卧位检查　在患者翻身之际顺势进行，包括骨盆挤压试验、阔筋膜紧张试验、髋外展肌力的测定等。

5. 俯卧位检查　包括对腘绳肌肌力的测定、梨状肌紧张试验、抬腿试验、跟臀试验、寻找压痛点及触摸局部筋肉的情况。寻找压痛点是伤科检查中极为重要的环节，腰部压痛点最明显之处往往是病变所在部位，故应认真检查，不可忽视、省略。

6. 实验室检查

(1) X 线检查：包括脊柱的正、侧位片，必要时需拍 40° 的斜位片，以了解关节突和椎弓关节突间部的情况。拍摄部位应包括腰骶关节和骶骨，必要时还应包括胸椎。疑有骶髂关节病变者，正位片中应包括两侧骶髂关节。

(2) 造影检查：为进一步明确诊断或定位，可考虑进行造影检查。腰腿痛患者可采用椎管造影或椎间盘造影。

(3) 腰椎穿刺和脑脊液分析化验：对疑似伴有脊髓马尾瘤、神经根炎或脊髓炎的患者，应进行腰椎穿刺检查，测定脑脊液的压力，查脑脊液蛋白定量、糖定量，以及细胞数目和分类等。

(4) 其他：肌电图、CT 检查。

【预防】

1. 防风寒湿，平时应注意腰部保暖，勿睡卧湿地。

2. 加强体育锻炼，可根据自己的工作性质灵活选择，如工间操、广播操、太极拳，或适当的体力劳动等，长期坚持即可收到一定效果。

3. 注意劳动姿势，避免无准备的突然动作。

4. 纠正不良的姿势。良好的坐立姿势，可使脊柱和下肢保持在良好的排列线上，使重力达到平衡，以免部分组织受到不平衡牵张，造成脊柱畸形，从而引起姿势性腰痛。

5. 急性腰痛患者应积极进行治疗，注意休息，以利于损伤组织的修复，防止拖成慢性腰痛。

（一）腰椎后关节紊乱症

腰椎后关节紊乱症，又称后关节损害，包括后关节错位、后关节滑膜嵌顿及后关节炎。常因脊柱扭伤而发生急性腰椎后关节紊乱，引起腰部剧烈疼痛和功能障碍，也可因急性期治疗不当而形成慢性腰痛。为临床常见病，是引起腰腿痛的常见原因。

腰椎后关节的主要作用是稳定脊柱和引导脊柱运动的方向，并阻止脊椎滑脱。由于腰部负重和活动度大，故后关节损伤的机会较多，常发生于 L_3 以下的椎间关节。如腰部慢性劳损或反复扭伤，可致后关节发生损伤性炎症改变，产生下腰痛或伴有下肢放射性疼痛。当腰部突然转动时，易造成后关节的错位或其间的滑膜嵌顿，从而引起难以忍受的剧烈腰痛。

1. 后关节滑膜嵌顿　多发生于腰骶关节，与该处关节面排列有关。腰骶关节面介于冠状位和矢状位之间的斜位，关节松弛，活动度大，可做屈伸、侧弯和旋转运动。当腰部前屈旋转时，可使关节间隙加大，滑膜突向关节腔。在突然伸直时，滑膜被嵌夹于腰骶关节面之间。关节囊处有脊神经后支的神经末梢分布，故一旦发生滑膜嵌顿，即可出现难以忍受的腰痛。

2. 后关节错位　常在腰部负重或激烈运动，或不经意的扭转、闪腰时，使脊椎扭斜，腰肌紧张，关节囊、韧带受到牵拉，导致后关节移位，引起剧烈腰痛，其疼痛程度较滑膜嵌顿轻。

3. 后关节炎　又称后关节劳损，多因前者处理不当，或椎间盘变性，引起后关节负重增加。腰部后伸活动时，上下关节突间关节面发生冲撞而受阻、反复撞击、磨损，使关节面软骨破坏。长期不良刺激，造成关节面硬化，关节突变尖锐，关节滑膜增厚，引起腰部疼痛和僵硬。习惯性姿势不良，可对后关节活动产生不利影响，久之则会出现慢性腰痛。

【症状】

腰部剧痛、刺痛或顽固性酸痛，疼痛局限于受累关节突以下，可有向一侧臀部、骶尾部的放射性疼痛。少数患者可向膝平面以上扩散，但疼痛部位较深，且区域模糊。久病患者，或长期固定一个姿势工作，腰部出现僵硬，疼痛加重。症状之轻重与气候变化有关，晨起时腰部僵硬、剧痛，轻微活动后疼痛减轻，过劳后疼痛增剧。休息加重，活动减轻是本病之特征。

【检查】

直腿抬高受限，脊柱后伸活动障碍明显。触诊可发现单侧腰肌呈索条状紧张，患椎棘突偏歪，偏歪棘突旁压痛，多不向下肢放射，棘上韧带钝厚、压痛，棘间隙无明显改变。滑膜嵌顿时可产生固定性腰椎后凸或平腰侧倾位；俯卧时多采用腹部垫枕，拒绝别人搬动。站立时需髋膝关节半屈位，双手扶膝支撑腰部，因腰骶部筋肉明显紧张，故压痛点不易查出。

【诊断要点】

1. 有急性腰部扭闪外伤史，或慢性腰部劳损史。

2. 主诉腰下部剧痛，或单（双）侧腰肌酸胀痛，臀部、骶尾部或大腿上部牵扯样疼痛。

3. 腰椎后关节错位或滑膜嵌顿时，腰部正常生理曲线异常，站、坐和过伸活动时疼痛加剧，腰前屈时疼痛可稍减轻，腰部其他方向的活动受限且痛剧。

4. 腰部筋肉紧张、僵硬，急性者更著，痛点不易查出，肌痉挛缓解后，患椎棘突或关节突压痛。

5. 卧床休息翻身时痛剧，轻微活动或改变体位后疼痛减轻，直腿抬高受阻，一般无神经刺激性体征。

6. 错位整复或嵌顿解除后，腰部疼痛可缓解。

【治疗】

本病的治疗以手法纠正后关节的错位为主，配合醋离子导入及功能锻炼等。

急性发病时应嘱患者俯卧位，在伤病局部施术，手掌抚摩，轻揉手法 3～5 分钟，而后用双手拇指沿棘突两侧由上而下，再自下而上来回推按数次，使紧张、痉挛之筋肉松软后，选用下列手法操作。

1. 腰椎旋转复位法　见腰椎间盘突出症。

2. 握腕拉臂推棘法　患者坐于方凳或靠背椅上（椅背在前）。术者坐于患者后方，先用一手拇指拨理、推压脊柱两侧紧张的筋肉数分钟，使其松软。然后用一手拇指推紧患椎偏歪之棘突，另一手从患侧胸前握其健肢腕部（此时嘱患者腰部放松），两手协同用力拉臂推棘，整复后关节错位。最后双手拇指在棘突两侧施理筋手法数次即可（图 2–23）。

3. 腹部垫枕牵伸法　患者俯卧，腹部垫枕。助手双手分别插于患者两腋下，术者双手分别握其双侧踝部，与助手做对抗牵引持续 1 分钟，而后缓慢松开，反复 3～5 次，使其后关节张开，被嵌顿的滑膜得以解除。最后，双手在损伤局部施抚摩、按揉手法数分钟即可。亦可在此体位施术"双手托腹抖动法"，使被嵌夹的滑膜得以解脱（图 2–24）。

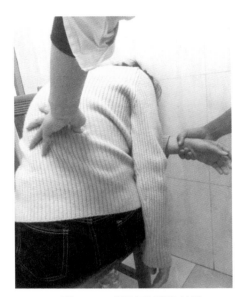

▲ 图 2-23　握腕拉臂推棘法

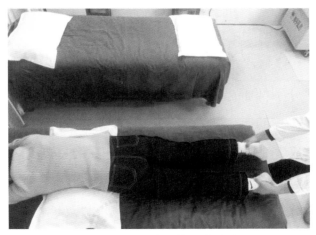

▲ 图 2-24　腹部垫枕牵伸法

4. 推肩扳髋复位法　患者健侧卧位于床缘，下肢伸直，患侧髋、膝关节屈曲，术者立于患者前方，一手固定肩部，另上肢前臂固定大转子后方或髋部，同时用力向相反方向推扳 1 次，使后关节复位（图 2-25），滑膜嵌顿者施术时有一定痛苦。亦可施术"定点推扳复位法"。

【注意事项】

1. 手法复位后，嘱患者卧床休息 3 日，1 周内勿做腰部前屈及旋转活动。

2. 术后，急性症状可即刻缓解，但可遗留一些残余的疼痛及腰部僵硬感（为后关节滑膜反应所致），

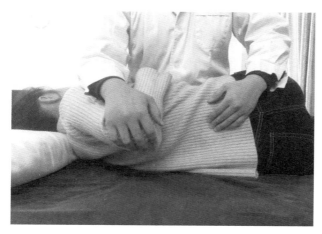

▲ 图 2-25　推肩扳髋复位法

可在受伤关节局部加点按及揉搓手法，配合局部湿热敷或醋离子导入，数日后症状即可消失。

3. 加强背伸肌功能锻炼，有助于巩固疗效，并可预防再发。

4. 注意腰部保暖。

（二）急性腰扭伤

脊柱承担着人体 60% 以上的重力，并参与完成复杂的运动。其前方只有松软的腹腔和髂腰肌，附近仅有肌肉、筋膜和韧带，无骨性结构保护。故在负重或不协调的运动中，椎体间关节、后关节、腰骶关节、骶髂关节、韧带，以及周围的肌肉、筋膜等极易受到损伤。急性期若未能接受有效治疗，极易转变为慢性，成为顽固性腰背痛。

导致腰部扭伤的原因很多，归纳起来有以下几种情况。

1. 生理原因

(1) 弯腰提取重物或挑担、举重时，因身体两侧用力不平衡，致使腰部肌肉、筋膜、韧带、关节的单独损伤，或两种以上的组织同时扭伤。正如《金匮翼》记载："瘀血腰痛者，闪挫及强立举重得之。"

(2) 在外力作用下，脊柱过屈或过伸均可引起腰扭伤。或腰部受外力推动，使腰部肌肉扭伤或撕裂，甚至造成撕脱性骨折。

(3) 站立姿势不当，突然扭转腰部，或哈欠、剧咳等，均可引起腰部扭伤或岔气。

2. 病理原因

外力作用使脊柱关节发生一过性过度牵扯及扭转后，其小关节或周围肌肉组织发生移位、扭转或撕裂，致组织充血或肿胀，日久瘀阻机化形成粘连。关节囊破裂时伴有关节内出血、肿胀，机化后形成索状结缔组织，造成关节内粘连。偶有韧带过牵而把其附着的骨组织撕下，造成撕脱性骨折，或腰背筋膜及神经组织损伤。《金匮翼》记载："盖腰者，一身之要，屈伸俯仰，无不由之。若一有损伤，则血脉凝涩，经络壅滞，令人卒痛，不能转侧。"这说明气滞血瘀、筋位不合是急性腰扭伤的主要病机。

【症状】

1. 腰背痛　发病骤然，伤后即感腰部一侧或双侧局限性疼痛。患者常能指出准确的疼痛部位（这一点在诊断上极为重要）。部分患者在受伤时可听到清脆的响声或有韧带撕裂感，随后为持续性疼痛。疼痛轻者可勉强行走，重者完全不能活动。大声说话、哈欠、咳嗽，或用力大小便时均感疼痛加重。

2. 局部压痛点　扭伤早期受伤局部多有固定压痛点，可用拇指在腰部反复触压以找出最敏感的痛点。肌肉和筋膜损伤时，压痛点多位于骶棘肌、L_3横突部和髂骨嵴后部；棘间韧带损伤时，压痛点在脊柱中线棘突之间，属深压痛；棘上韧带损伤时，压痛点在中线棘突上，属浅压痛；椎间小关节损伤时，压痛点在椎旁深处；腰骶关节损伤时，压痛点位于腰骶关节处。

3. 腰背肌痉挛　患侧腰肌紧张或痉挛，患者站立或向前弯腰时更加明显，疼痛增剧，长时间卧床休息后紧张的肌肉可变松软，但用手触压后又可紧张。腰部一侧受伤，向对侧弯曲时，肌肉痉挛明显且痛剧。

4. 脊柱侧弯　腰部肌肉、筋膜扭伤或撕裂引起的疼痛，必然导致肌肉发生痉挛，不对称的肌痉挛可引起脊柱向患侧侧弯。脊柱的侧弯是为了照顾受伤组织，使病变周围组织免受挤压所产生的一种保护性自动调节。疼痛与痉挛解除后，侧弯的脊柱即可正直。

5. 牵扯性下肢痛　腰肌或韧带扭伤、撕裂后刺激有关神经，导致所涉部位疼痛，多为臀部、大腿后部和大腿前内侧等处，咳嗽、用力大便或活动时疼痛可加重。

【诊断要点】

1. 有明显外伤史。应详细询问腰部受伤时的具体细节，这对诊断有重要帮助。

2. 腰部有明显的疼痛部位及局限性压痛点。注意压痛的程度和部位的深浅及范围。

3. 腰背痛伴有腰肌紧张与脊柱侧弯，或牵扯性下肢疼痛。

4. 韧带损伤，在腰前屈时疼痛明显或加重，伸腰时无显著改变。肌肉和筋膜损伤、转动伸屈腰部均可使疼痛加重。前屈姿势下旋转腰部，若活动受限或疼痛增剧，则为腰椎小关节的损伤。

5. X 线检查，多无明显异常。除疑有骨折，多数病例不必拍片。

【治疗】

1. 治疗原则　舒筋通络，活血散瘀，解痉镇痛。

2. 施术部位　病变局部（腰部）及压痛点。

3. 主要手法　推、揉、振、动。

4. 取穴　扭伤、水沟、肾俞、痛点、大肠俞、环跳、殷门、委中、承山、阳陵泉、昆仑等穴。

5. 时间与刺激量　治疗时间以 15～20 分钟为宜，手法刺激宜轻，穴位刺激宜重。

6. 手法治疗

(1) 按摩扭伤水沟法：患者取仰卧位。术者用拇指点、揉、推、按对侧扭伤（阳池与曲池连线上 1/4 处）1～2 分钟；拇指或中指端压拨水沟 1 分钟左右。肌肉和筋膜损伤，应侧重刺激扭伤；韧带及小关节损伤，应侧重刺激水沟。

(2) 推揉分拨理筋法：患者取俯卧位。术者立于一侧，双手掌或拇指由上而下（从内上向外下）做八字形分推数次，双手掌自上而下揉脊柱两侧腰肌（以骶棘肌为主）3～5 次，拇指在最痛点处揉、拨（每个痛点 2 分钟）并顺其纤维方向推理肌肉数次（图 2–26）。

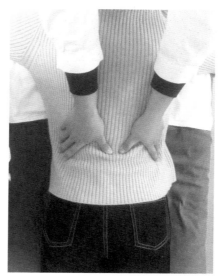

▲ 图 2–26　推揉分拨理筋法

（3）压振腰部痛点法：患者取俯卧位，术者双掌重叠放于痛点部位，随患者深呼吸向下垂直压振5～7次（呼气时压振，吸气时抬起）。

（4）捏挤脊柱两侧法：患者取俯卧位。术者双手多指或手掌由下腰部至中胸部捏、挤脊柱两侧背肌3～5次（图2–27）。

（5）按压腧穴动腰法：患者取俯卧位。术者双手拇指分别按压两侧环跳、殷门、委中、承山等穴，同时嘱患者主动活动腰部。

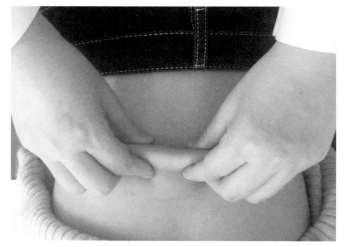

▲ 图 2-27　捏挤脊柱两侧法

(6) 屈膝屈髋动腰法：患者取仰卧位。术者双手拇指揉压阳陵泉、足三里 0.5～1 分钟，而后屈膝屈髋或回旋活动腰部。

【注意事项】

1. 若有后关节错位，可在侧卧位施 "推肩扳髋复位法"，坐位施 "握腕拉臂推棘法"。急性腰扭伤亦可在俯卧位施 "托腿按腰晃伸法"。

2. 治疗期间，患者应卧硬板床休息，限制腰部晃动 3～5 日。

（三）慢性腰部劳损

无典型外伤口的腰部慢性肌肉损伤，称为腰部劳损，如腰骶部肌肉、筋膜、韧带、小关节等的慢性损伤。在慢性腰痛病例中，腰部劳损占有较大比重。本病多发生于体力劳动者。

中医学认为"久劳"和"劳伤久不复原"是形成劳损的主要原因。如《素问·宣明五气》载："久视伤血，久卧伤气，久坐伤肉，久立伤骨，久行伤筋，是谓五劳所伤。"清代叶桂说："劳伤久不复原为损。"所以腰部因久劳伤引起的疼痛称为劳损腰痛。

根据发病情况，腰部慢性劳损的病因病理可分为以下几种。

1. 腰部肌肉急性损伤后，未及时治疗或治疗不彻底，休息不充分，迁延日久所致。

2. 腰部多次扭伤，组织损伤，撕裂出血，瘀肿吸收不良，久之产生纤维变性或瘢痕组织，使筋肉发生粘连，压迫腰骶神经后支，是腰痛长期不愈的主要原因。

3. 多因工作繁重，或长时间单一姿势，如弯腰劳动、持续性负重，使腰部组织长时间处于紧张状态，产生疲劳，日久形成慢性劳损，局部组织水肿、缺血、纤维变性、增厚或挛缩等。

4. 剧烈活动或劳动后未及时更换汗湿的衣服，或立即吹风，冷水冲洗，风寒湿侵入机体，使经络阻滞，气血运动不畅。由于骤然受凉或感染外邪，致肌肉紧张，小血管收缩，严重影响腰部肌肉组织的营养与代谢，使肌肉发生纤维变性，从而导致慢性腰痛。

5. 腰骶椎先天变异（畸形）、体弱或退变等，也是形成慢性劳损的内在因素。

【症状】

单或双侧腰部大面积隐痛，或酸痛不舒，腰部发紧、沉重，乏力，患者不能明确指出疼痛部位。劳累后疼痛加重，休息减轻，患者可参加一般的体力劳动。一般腰部运动明显障碍，活动时可有牵掣感。急性发作时，各种症状均明显加重，并可伴有下肢的牵涉性疼痛。

因损伤部位不同，可出现较广泛的压痛点，但不固定，经反复触压，痛点可有变化。本病压痛点一般位于腰骶关节，L_3 横突尖部、髂嵴后 1/4 处，L_3～L_5 棘突间、L_4～S_1 棘突与横突间的椎板处、髂后上棘内侧缘及外方二横指等处。

腰肌痉挛常发生于严重劳损的病例或急性发作时，并可出现脊柱侧弯或疼痛加重，常见于一侧骶棘肌或腰背筋膜的劳损，按之较硬，并可触及结索状物。少数病例腰部活动正常，无畸形或其他改变，仅为骶棘肌萎缩、无力，压之敏感，棘间隙可找到压痛点，亦为腰部劳损所致，对此类病例应注意是否伴有消化及泌尿生殖系统的疾病。

兼受风湿者，患部喜热怕冷，局部皮肤粗糙或僵硬，感觉较迟钝。

【治疗】

1. 推揉擦挤腰部法　患者取俯卧位，术者立于左侧，双手掌交叉分放于脊柱及其两侧，做上下纵行分推 5～7 次。继之用双手大鱼际或掌根由下而上揉，掌根关节擦，两掌根对挤两侧骶棘肌数次（挤压用力方向，应向脊柱中线）。

2. 推按分拨痛点法　接上法。双手拇指由上而下左右拨骶棘肌数次，而后用拇指端重点推按拨结索之痛点，每点 2 分钟左右。

3. 捏拿脊柱两侧法　接上法。用多指纵、横捏拿脊柱及其两侧背伸肌数次（自下而上或由上至下均可）。

4. 叠掌摇摆推按法　接上法。以双手掌重叠放于 $L_4 \sim L_5$，用力左右摇摆，并上下推按 2～3 分钟。

5. 脊柱背伸搓打　接上法。嘱患者尽力背伸脊柱，术者用一手小鱼际部搓打腰骶部及臀部两侧数分钟，以舒松腰臀部肌肉。

6. 按摩腧穴痛点法　接上法。双手拇指轻力揉压两侧肾俞，重揉压腰臀部痛点及大肠俞、关元俞、秩边、环跳、委中等穴（揉压肾俞 1 分钟，其余各穴 30 秒）。

患者取仰卧位，可施"屈膝屈髋动腰法"和"直腿屈髋动腰法"，然后揉拨阳陵泉，压放气冲。

患者取坐位，施术"推搓腰背拿肩法"，术者立于侧后方，一手扶肩，另一手由上而下推抚背腰部数次，继之一手掌紧贴腰部脊柱横搓 1～2 分钟，多指捏肩部结束。

【注意事项】

1. 腰背肌功能锻炼对劳损腰痛的恢复极为重要，是非急性综合治疗措施中很重要的一环，常用练习方法有鱼跃式和拱桥式两种。

2. 局部热疗及痛点封闭，有助于巩固和提高疗效。

3. 患者平时应睡板床，用宽皮带束腰，注意腰部保暖。

4. 若为腰背筋膜损伤，可于患者侧卧位加施"按压腰部痛点顿拉下肢法"数次，并施推、揉手法数分钟。

（四）腰椎间盘突出症

腰椎间盘突出症，又名腰椎间盘纤维环破裂症。多因腰椎间盘发生退变或外力损伤等，使纤维环部分破裂，髓核从纤维环缺损处向外膨出，压迫脊神经根，引起腰部及下肢放射性疼痛。为临床常见病，多发生于青壮年体力劳动者，多可影响患者体力劳动和日常工作，甚至生活不能自理。

人体椎间盘共有 23 个（$C_1 \sim C_2$ 无椎间盘），位于两个相邻的椎体之间，保持着椎体间的互相分离，避免骨与骨之间的摩擦和冲撞。椎间盘的功能包括：①连接脊柱，产生运动。椎体通过椎间盘相连接，椎间盘的存在，可使脊柱具有前屈、后伸、侧弯、旋转等多种运动功能。②负重。重力的作用主要是由上而下的垂直压力，使椎间盘组织向周围扩散，当压力解除后，由于其自身的弹性和张力而复原。③吸收震荡，保护中枢神经。椎间盘的存在避免了椎体之间的直接摩擦和冲撞，起到了缓冲外力吸收震荡，保护中枢神经的作用，而不使机体造成损害。

腰椎间盘突出的内因是椎间盘的退行性改变及解剖学上的弱点；外因则是进行性损伤、慢性劳损，或受寒凉、潮湿的刺激等。其主要病理改变为纤维环破裂、髓核膨出和椎骨关节凸错位、椎间韧带损伤、椎体旋转、椎间孔的前后径变狭窄等，产生脊神经根受压症状。若神经受压长期得不到解除，则可出现损伤处的神经根变性，与周围组织粘连在一起，同时可伴有腰臀部肌肉的代偿性损伤。

【分类】

1. 根据突出的方向，可分为椎体内突出与椎体外突出两大类。

(1) 椎体内突出（又称纵向突出）：仅觉腰背部疼痛，无神经根受压症状。造成椎体内突出的原因有两种，一是髓核内压力增高；二是软骨板或椎体因受损伤或患病而变薄弱，使髓核可能穿过软骨板突入椎体内。一旦发生椎体内突出，髓核即在椎体内占据一定的位置。

(2) 椎体外突出：即椎间盘的纤维环破裂，髓核向外膨出。由于椎间盘和后纵韧带（下腰段）在解剖学上的弱点，髓核易从椎体后缘、后纵韧带两侧向椎管内突出，压迫脊神经根，产生临床症状。多因纤维环先有退变，而髓核的张力正常，加上某种外在因素造成的损伤，肌肉和韧带紧张，使髓核从裂隙处向椎体外突出，多发生于负重及活动量较大的 $L_4 \sim L_5$ 和 $L_5 \sim S_1$，$L_3 \sim L_4$ 较少见。

2. 根据椎间盘突出的病理及临床表现可分为三种类型。

(1) 幼弱型：又称隐藏型，为纤维环不完全破裂，仅纤维环内层破裂，外层尚保持完整。纤维破裂的软弱部可因椎体间压力的排挤作用，使髓核及纤维环组织向软弱部外围膨出。突出物的大小与纤维破裂程度及椎体间压力的高低成正比，与外界阻力的大小成反比。即纤维环破裂严重，椎间隙压力大，外界阻力小，突出物就大；纤维环损害轻，椎间隙压力小，外界阻力大，则突出物小，甚至消失。因突出物大小不一，其症状可轻可重。

(2) 成熟型：即纤维环完全破裂，髓核自断端向外移出。若突出物上被覆薄膜，而与邻近组织隔绝，可不发生粘连；若突出物表现无被膜，则可与邻近组织形成粘连。其临床症状为持续性，且逐渐加重。也有突出物以蒂相连，游离于椎管内神经根前内侧或外侧，可造成脊柱侧弯时左时右的变换。有时破裂的纤维环组织大块向后突出，排挤或穿破后纵韧带，压迫马尾神经根前侧，成为中央型椎间盘突出症，出现鞍区麻木、双侧坐骨神经痛，以及大小便功能障碍等。

(3) 移行型：介乎前两型之间，纤维环接近完全破裂，若继续发展，纤维环可完全破裂，若处理得当，膨出的髓核可缩回椎间隙而愈。

【临床表现与诊断】

1. 发病年龄与病史　本病常发生于 20—45 岁的体力劳动者，男性多于女性。多数病例有明显的腰部外伤史，少数仅有过劳、受凉史。

2. 症状　腰部疼痛，单双侧下肢沿一定的神经路线呈放射性疼痛或麻木。在站立、行走、咳嗽、喷嚏或大便用力时疼痛加重，屈膝屈髋或卧床休息可使疼痛减轻。本病引起腰伴腿痛的类型有下列几种。

(1) 突然腰痛，随即出现一侧下肢沿坐骨神经径路的疼痛，由突出物压迫一侧神经根所致。

(2) 仅感下腰部空虚，或暂时疼痛，次日起床后方感腰伴坐骨神经痛。

(3) 横贯性腰区疼痛、僵硬，数日或数月后腰痛缓解，继之出现坐骨神经痛。

(4) 偶有腰部伴双下肢疼痛，或交替性坐骨神经痛者，因突出物位于椎体后方，或突出物在椎管内左右移动所致。

3. 体征

(1) 脊柱畸形：包括脊柱侧弯，腰椎生理前凸减小、平直或后凸。畸形的产生是为了扩大椎间隙，使突出物变小，减轻对神经根的挤压。若突出物位于神经根外上方，脊柱为了使突出物躲开神经根，则上身倒向健侧，局部凸向患侧；反之，突出物在神经根的内下方，则上身倾向患侧，局部凸向健侧。若突出物在神经根前方左右移动，则可出现交替性侧凸。平腰或后凸是较大的突出物位于椎体后方，阻止腰部后伸活动所致。

(2) 脊柱移动障碍：脊柱移动受限的方向、程度，取决于椎间盘的病理改变及突出物和神经根的关系，典型的腰椎间盘突出多半为腰部后伸受限明显，前屈或侧弯受限较轻。轻度椎间盘突出时，突出物尚未挤压神经根时，患者卧位休息时则无腿痛，坐姿或站立时则产生腿痛，腰不能前屈，否则神经根被拉紧而腿痛，腰后伸时神经根离开突出物则腿痛减轻或消失。突出物过大或椎管前后径较小，则把神经根推挤到椎管后壁，与黄韧带靠紧，这时腰反而不能后伸，因腰部越后伸，黄韧带形成的皱褶越严重（增厚），也越加重对神经根的挤压。

(3) 放射痛：腰区触诊可发现患椎棘突旁压痛并

沿相应神经径路向下肢放射痛，该棘突常出现偏歪。偏歪棘突上下间隙宽窄不等，伤处棘上韧带条索样纵行剥离、钝厚、压痛，棘间隙可有隆起的软块、压痛，或单双侧腰肌紧张。

(4) 腱反射异常：L_3～L_4 椎间盘突出，表现为髌腱反射异常；L_5～S_1 椎间盘突出，表现为跟腱反射异常；若 L_4～L_5 椎间盘的突出物过大，亦可压迫 S_1 神经根，出现跟腱反射的改变。检查时应双侧对比，注意有无亢进、减弱或消失，有助于判定椎间盘突出的部位。

(5) 神经根牵张试验阳性：直腿抬高试验在 45° 以下出现疼痛；扳颈压胸试验突出物位于神经根外上方时，出现腰伴腿痛；屈曲试验出现腰伴腿痛时，则有利于确定病变部位。

(6) 神经根挤压试验阳性：包括挺腹闭气试验、挺腹咳嗽征和隔掌击顶试验，出现腰伴腿痛，对确定是否有椎间盘突出症有重要临床意义。

(7) 肌力与肌张力改变：突出物压迫神经根时，可出现足背伸，或跟屈力减弱；伴明显坐骨神经痛者，因长期行走不便，可出现小腿肌肉萎缩，肌张力明显降低。

(8) 小腿感觉异常：多数患者有小腿外侧或后侧酸胀、麻木及痛觉减退。感觉减退区在小腿前外侧及蹑趾根部，为 L_5 神经根受压；外踝部与足背外侧感觉减退，则为 S_1 神经根受压。

(9) 压痛点：压痛点多位于 $L_4\sim S_1$ 棘突旁开 2 厘米处（按压时，常伴有下肢放射痛），居髎、环跳、委中、阳陵泉、悬钟等穴常有不同程度压痛。

4. X 线检查

(1) 正位片可见脊柱侧弯、椎间隙两侧不等宽、棘突偏斜与棘突过线失常等。

(2) 侧位片可显示腰脊柱生理前凸减小或平直，椎间隙等宽或前窄后宽，椎间隙变窄，椎体缘硬化与唇状或刺状骨赘。若临床症状典型，X 线片具备下列一种情况者，可有诊断意义：①局限性某相邻椎体角增生、硬化；②某相邻椎体后缘增生。

椎管内游离骨块颇少见，但有时较大，向后游离在椎管内。此征象对该病的诊断有肯定意义。腰骶角变直多见于 $L_5\sim S_1$ 椎间盘突出或变性。因腰骶角变异较大，所以只有腰骶角明显变直，才有其临床意义。

(3) 斜位片显示病变间隙变窄，或前窄后宽。

【治疗】

1. 原则　拉宽椎间隙，降低椎间盘内压力，增加纵韧带张力，使突出物还纳或改变突出物与神经根的关系，解除突出物对椎间韧带、神经根的压迫和刺激，恢复椎间力的平衡。

2. 施术部位　腰臀部及患侧下肢，以腰部为主。

3. 取穴　腰部压痛点、大肠俞、肾俞、环跳、殷门、委中、承山、昆仑、阳陵泉、水沟、扭伤、风府，以及耳部的腰点、臀点、坐骨点、神门等。

4. 施术手法　按、揉、推、抖、动、牵。

5. 刺激量及时间　应根据患者耐受程度和伤情，适宜选择轻、中、重度刺激量，每次治疗时间约25 分钟。

6. 手法操作　手法操作分为常规手法与复位矫形手法两个部分，其中常规手法分以下四个体位。

(1) 俯卧位：术者立于患者左侧，用手掌或掌根部由轻到重，自下向上推、揉骶腰部两侧 5～7 次；叠掌或前臂揉压腰骶部脊柱两侧数次。拇指或肘尖拨、压患侧大肠俞，同时用另一手或前臂托起患肢股部，将其向后过伸（可加用"托腿按腰晃伸法"，见后）数次；双手大鱼际向前上方推抖大肠俞2～3分钟；小鱼际或掌指关节部㨰腰骶部脊柱两侧3～5分钟。拇指或肘尖拨梨状肌及臀部条索，揉压环跳、承扶、委中、承筋、大肠俞、殷门、承山、昆仑等穴（交替选用），掌指关节㨰患侧下肢坐骨神经路线数分钟。

(2) 健侧卧位：术者立其背后，双手拇指紧贴腰段病变部位的棘突与横突之间，在助手牵引下肢时快速按抖5～7次（可用腰胯引伸推按法或侧卧复位手法），手掌推、前臂揉压下肢胆经路线5～7次，拇指揉拨阳陵泉、悬钟、昆仑等穴。

(3) 仰卧位：术者立于患侧，一手掌根揉压髀关至梁丘5～7次；拇指揉拨小腿前外侧段，重压阳陵泉、足三里、解溪。一手拇指重压健侧扭伤、后溪或手部腰痛点，同时嘱患者抬高或屈伸患肢髋关节、膝关节数次。用一手大鱼际部压放冲门，另一手拇指压、拨照海。

(4) 正坐位：术者立于后方，一手扶患者肩部，另一手掌部由上而下推抚、横搓腰骶部，以温热感为度；双手捏肩井、拿肩部结束。

若患者腰痛难忍，不能配合治疗，可先用拇指重压水沟，对压印堂、风府，或拇、食二指揉捏耳穴（腰、臀、坐骨点），强刺激对侧扭伤，或点揉同侧第 2 掌骨桡侧敏感点数分钟，待腰腿痛有所缓解时，再施行上述手法。

根据患者的体质及伤情，可选择性地在常规手法中穿插复位矫形手法（统称动腰手法），亦可单独应用，如腰椎旋转复位法、悬腹牵伸按抖法、牵引等手法。为便于练习，现按体位将常用动腰手法分述如下。

① 坐位

※ 腰椎旋转复位法：患者取坐位，两足分开与肩等宽，双臂自然下垂；助手面对患者正坐，固定其双下肢，以维持患者正坐姿势。术者坐于患者后方，用拇指摸清患椎棘突偏歪的方向，以 L_4 棘突向右偏歪为例。

术者用右手掌根自患者右腋下经腋前压于颈后，拇指向下，余指扶持左侧颈肩部（嘱患者腰部放松，稍低头，双足踏地，臀部正坐，不要移动），左手拇指桡侧抵紧向右偏歪棘突的右侧，在右手下压颈部，患者身体前屈、侧弯及旋转动作的同时，左手拇指向左上方顶棘突，可觉指下位移感或伴有"咯啪"响声，示复位。双手拇指自上而下推理两侧骶棘肌与棘上韧带数次（图2-28）。亦可施"握腕拉臂推棘法"（见腰椎后关节紊乱症）。

※双手推肩动腰法：患者坐姿同上，两臂交叉于胸前，手握对侧肩或前臂；助手固定患者双膝上部。术者立其后方，双手分别按扶患者两肩外侧，同时用力向相反方向推至最大限度，将腰部充分左右旋转数次。此法亦适应于其他腰痛。

※扳肩推腰后伸法：患者取坐位，两腿稍分开。术者立其背后，一手握肩部，另一手掌根放于同侧腰部，双手协调后扳、前推，将腰部充分扭曲、过伸。然后用同法施于对侧，反复3～5次。此法亦适用于腰部劳损及退行性脊柱炎的患者。

※正坐攀足过屈法：患者正坐于硬板床上，两下肢伸直，尽力前屈，同时术者双手握拿患者腕部（或肩部），用力牵拉将其腰部过屈，反复5～7次。

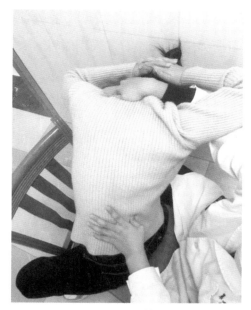

▲ 图 2-28 腰椎旋转复位法

此法适用于椎间盘突出后期神经根粘连的患者。

② 俯卧位

※ 悬腹牵伸按抖法：患者俯卧，下胸段与髂股部各垫一枕头，将腹部悬空（腹壁离开床面）。此时助手二人对患者脊柱畸形拨伸牵引。术者立于患者左侧，双手掌重叠放于病变部位，有节律地进行顿挫性快速垂直按抖5～10分钟（同时嘱患者随之张口呼吸）。

本法对幼弱型椎间盘突出症效果最佳，较大的中心型椎间盘突出症患者不宜采用本法。

※托腿按腰晃伸法：患者俯卧位。术者用一手掌按压腰部病变部位，另一前臂托住患者大腿部，使其离开床面；双手协调进行晃动、推拿、牵伸、按压动作，使腰部过伸。此法适用于一般的腰椎间盘突出症和急性腰部扭伤的患者（图2-29）。

③侧卧位（健侧卧位）

※推肩扳髋复位法：详见"腰椎后关节紊乱症"，亦可施用"定点推扳复位法。"

※腰胯引伸推按法：术者立于患者后方，一前臂托起患侧小腿，手掌握拿膝部，将膝、髋关节屈曲至最大限度（将腰尽力前屈），然后牵直下肢并向后扳，使腰后伸20°～30°，同时另一手拇指用力推按痛点，可反复操作15次左右。此法亦适用于其他腰痛患者（图2-30）。

※足蹬手拉过伸法：术者双手分别握拿患侧肩、踝部，同时用一足掌抵紧患者腰骶部，而后手足协调轻轻蹬拉几次，待患者腰部放松时，突然用力蹬拉一次，将腰部过伸，然后用一手小鱼际在腰部施

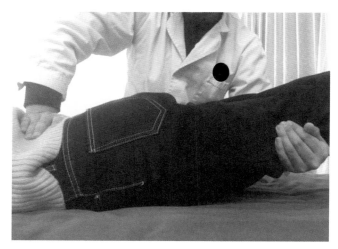

▲ 图 2-29　托腿按腰晃伸法

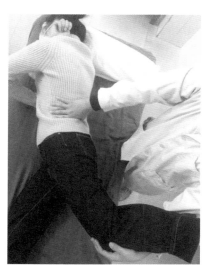

▲ 图 2-30　腰胯引伸推按法

揉法数分钟（图 2–31）。体弱及严重的中心型椎间盘突出症患者慎用本法。

④ 仰卧位

※抬高患肢牵提法：术者一手或前臂托起小腿，另一手握拿踝部，在 40°～90° 顺向牵拉患肢。在 80°～90° 时可用双手紧握下肢远端适宜部位向上提牵数次。在 45° 以内可用两手分别托握足跟向远端牵拉，并抬起患肢，动作宜缓（图 2–32 和图 2–33）。

※屈膝屈髋动腰法：术者立其右侧（嘱患者下肢

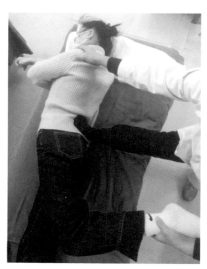

▲ 图 2–31　足蹬手拉过伸法

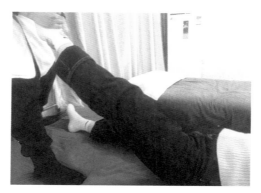

▲ 图 2-32 抬高患肢牵提法（一）

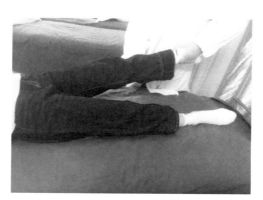

▲ 图 2-33 抬高患肢牵提法（二）

屈曲），一侧前臂按扶患者双膝前下方，另一手托握双足跟，双手协调动作，向胸腹部用缓力按压并左右旋转腰部，伸直下肢。此方法亦适用于其他慢性腰痛者（图 2-34）。

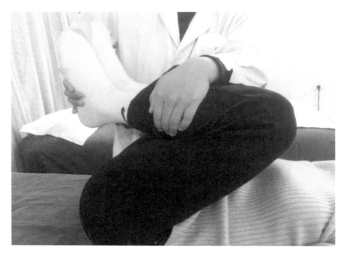

▲ 图 2-34　屈膝屈髋动腰法

⑤ 其他

※站立背闪动腰法：医患背靠背站立，两肘弯部相挽。术者弯腰挺臀（用臀部抵紧患者腰部），将患者反背起（嘱患者全身放松，双足离地），以臀部为着力点，两膝一屈一伸，并前后左右摆动，使患者腰部跟随其活动。活动幅度要由小到大（腰部有响声者，效果更佳）。适用于新发的椎间盘突出症、急性腰扭伤、脊柱关节错位者。

※腹部悬空足踩法：患者取俯卧位，胸及髂股部各垫一枕头，将腹壁（离开床面）悬空。术者手

握踩床之横杆（以便控制刺激量），然后一足横放于
患者腰骶部，由轻到重（逐渐加力）一踩一松，切
忌屏气。此法常用于体质强壮，病史较长，后凸畸
形不甚的椎间盘突出症，对后凸的矫形有一定作用；
慎用于年老、体弱及有严重骨病的患者（图 2-35）。

※牵引复位矫形法：分为人力对抗牵引法和机
械牵引复位法。

A. 人力对抗牵引法：患者俯卧于板床上，用
一棉垫紧束于胸部中段（棉垫高度不宜超过肩胛下
角），然后用一长条布带由背部经腋下掏出，在胸前
扎紧（以不影响患者呼吸为宜），固定于床头；再用

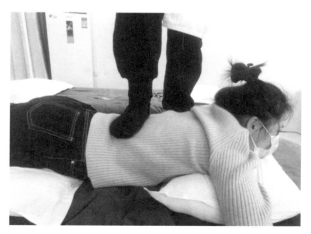

▲ 图 2-35　腹部悬空足踩法

两个小棉垫分别包绕两小腿下部，用布带绑紧固定，3～5 名助手双手握紧一端的固定带，向下拔伸牵引（力量以患者能耐受为度，不宜猛拉、猛放）。此时术者立于患者左侧，双拇指紧贴棘突两侧，由上而下进行顿挫性按压数次，或双掌重叠放于病变部位，做垂直的顿挫性按压数次，闻复位响声（为佳）。双拇指施理筋手法数次结束。

B. 机械牵引复位法：又有轻量持牵、重力牵引、悬吊牵引三种方法。

a. 轻量持牵法：患者固定方法同上，另在患者足部床头置一滑轮，头部床腿垫高，将床成 30°～45° 斜坡；然后在两踝之间的布带上悬挂重物（4～10 千克），将绳子通过滑轮使物体垂于床头下方，利用下半身及物体重量对脊柱腰段进行 40 分钟以上的持续性牵引。若患者不能忍受，可适当减少牵引物的重量，或适当降低床的坡度。牵引解除后，术者于患处施摵、揉手法缓解即可。

b. 重力牵引法：患者俯卧于特制的牵引床上，胸部固定同"人力对抗牵引法"。牵引前先将特制的牵引衣及棉垫铺在床上（相当于小腹部），患者俯卧。

术者将棉垫由两髋前包绕于骶部，再将牵引衣扣紧（牵引衣的下缘不超过大转子），牵引带下端的挂钩扣于弹簧秤的链环上，助手缓慢转动手轮，逐渐增加牵引力（牵引量以患者耐受为度，或触到腰肌绷紧、棘间隙增宽即可）。术后嘱患者卧床休息 1 周。

c.悬吊牵引法：用牵引衣将患者固定于特制的悬吊牵引架上。嘱患者主动做下肢的前后左右摆动数分钟，以活动腰部椎间隙。在牵引的同时可加用揉、揉、扳、推等手法。

牵引可扩大椎间隙，减少椎体间的压力，使椎体周围纵韧带及椎间韧带紧张，矫正脊柱畸形，并有助于解除肌肉痉挛，促使髓核还纳，恢复脊柱内外平衡。

【注意事项】

1. 治疗期间应嘱患者卧硬板床休息，注意腰部保暖。

2. 严重的中央型椎间盘突出症者，应慎用按摩手法治疗。

3. 典型的腰椎间盘突出症患者，手法复位后应卧床休息 1～2 周（卧床姿势不限，以舒适为度）；

3 周后开始做"鱼跃式"或"拱桥式"腰背肌功能锻炼，应注意循序渐进，避免受凉受潮。

4. 神经根受压症状解除后，应注意对症处理，或配合透热疗法。

5. 推拿治疗前要排除脊椎结核、肿瘤、骨折等骨质病变。

六、臀部痛症

臀上皮神经区损伤综合征

腰臀部肌肉的急慢性损伤，多直接或间接地影响到臀上皮神经。主要为臀上皮神经在走行中离位，或邻近组织损伤，使该神经受到挤压，而产生急慢性腰臀部伴同侧下肢膝平面以上的疼痛。

本病多因劳动或运动时腰骶部过度扭伤、伸屈，或腰臀部直接受到暴力撞击，致局部深、浅筋膜和肌肉损伤。受伤组织反应性充血、渗出、肿胀，继而机化，伤处肌肉与筋膜发生粘连、挛缩，压迫营养血管，使血流不畅，代谢发生障碍，挤压、牵拉走行于该部的臀上皮神经，或使其在走行中离位，而产生疼痛。

当伤及浅筋膜时，可致筋膜破裂，脂肪小叶水肿，从破裂处膨出形成脂肪瘤，牵拉或挤压位于其间的臀上皮神经的细小分支，产生疼痛。

髂骨骨折或变形、骨质增生等可直接刺激跨越髂嵴的臀上皮神经而产生疼痛。与该神经伴行的血管也会受到牵拉、压迫或破裂，损伤血管局部因出血、血肿机化而粘连，进一步累及臀上皮神经。

慢性劳损或陈伤未愈，损伤局部和相应部位的血液循环发生障碍，组织液渗出，肌纤维脂肪样变，血管壁的正常形态结构发生变化，劳损局部发生粘连。这一系列病理改变可刺激神经末梢，产生臀上皮神经区疼痛。由于该神经长期受压迫或牵拉，其结果必然影响神经的传导功能，甚至引起神经组织结构发生改变，导致臀上皮神经炎。或由于该神经受粘连包绕而变粗，且较固定，不能适应下肢的正常活动。当腰部前屈和端坐时，腰部肌肉、筋膜、皮肤紧张，使皮神经进一步受到牵拉、刺激，疼痛加重，并通过脊神经后支传入中枢，引起反射性腿痛，但疼痛多不过膝。

【症状】

患侧腰臀部疼痛，多为刺痛、撕裂样痛，或酸痛不适，可出现同侧下肢膝平面以上的牵扯样疼痛。疼痛部位较深，区域模糊。

弯腰及行走不便，起坐困难，腰部无力。由坐位改立位时，患者多需手扶膝才能勉强站起。直腿抬高受限，并出现腰部和大腿后部的牵涉性痛。

患侧下腰部及臀部皮肤紧张、肌肉痉挛。髂嵴中点下方可触及软组织内有一滚动、高起的绳索状物，一般宽约1厘米，长3~4厘米，压之酸胀、麻痛难忍，重压可引起或加重下肢的疼痛。偶可触及该物之旁的沟痕，周围组织肿胀明显。慢性损伤者局部可触及更为粗大的绳索状物，活动度大，但压痛不明显。

2%普鲁卡因4毫升加泼尼松龙12.5毫克急性封闭痛点，则腰臀部疼痛及下肢反射痛均消失。腰前屈活动和患侧直腿抬高姿势改善。

【检查】

X线检查除偶可发现髂嵴异常外，一般无异常改变。根据病史、症状及局部体征，即可明确诊断。

但不少患者可伴有腰椎后关节紊乱、腰椎间盘突出或梨状肌损伤等，应细心检查，注意鉴别。

【治疗】

手法操作分以下六个步骤。

1. 推揉拨理腰部法　患者取俯卧位。术者立于患侧，用双手掌由上而下推、揉腰骶部脊柱两侧数分钟，而后双手拇指从上往下分拨、推理数十次，使腰部筋肉松软、舒顺。

2. 摩揉臀部活血法　患者取俯卧位。术者立于患侧，用一手或双手掌摩揉患侧臀部 2～3 分钟，或以温热为度，以达到活血之目的。

3. 牵推按压舒筋法　患者取俯卧位。术者立于患侧，在触及异常滚动、高起的绳索状物与原位沟痕后，用一手拇指按压该绳索状物的上端，向上推牵固定于髂嵴，另一手拇指将其按压于原位，而后该拇指由上而下滑按理筋，使其平复。术后嘱患者卧床休息，3 日内避免腰部活动。本法适用于急性损伤。

4. 弹拨理筋祛瘀法　患者取俯卧位。术者立于患侧，一手固定于健侧臀部，另一手拇指弹拨患侧臀部粗大的条索状物数十次，然后拇指由上向下理推数次；拇指按压痛点及环跳1～2分钟（图2-36）。可达到松解粘连，活血祛瘀，镇静止痛的目的。本手法适用于慢性损伤者。

5. 揉㨰股后点穴法　患者取俯卧位。术者立于患侧，用手掌或肘部揉下肢后部数次，然后用手掌关节部㨰大腿后部3～5分钟；拇指压殷门、委中。

6. 推揉股前屈伸法　患者取仰卧位。术者立于患侧，一手掌由上而下推、揉大腿前外侧部3～5分钟；多指捏拿股四头肌数次；拇指压居髎、风市、阳陵

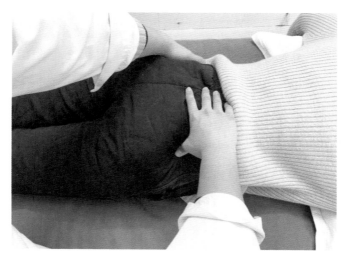

▲ 图2-36　**弹拨理筋祛瘀法**

泉，大鱼际部压气冲；一手握踝部，另一手扶膝部，将膝髋关节屈伸数次。

【注意事项】

1. 急性损伤者，减去第四步手法；慢性损伤者，减去第三步手法。

2. 手法治疗的同时可配合内服大铁弹丸，每次 6 克，每日 2～3 次；亦可用 1% 普鲁卡因 4 毫升加泼尼松龙 25 毫克，行臀上皮神经区痛点封闭，5～7 日注射 1 次，3～5 次为 1 个疗程。

3. 非手术疗法无效或效果不佳时可行腰背筋膜和臀上皮神经松解术。若为髂嵴发育异常，可手术切断该臀上皮神经，腰腿痛可消失，但会遗留局部麻木感。

七、股部痛症

（一）大腿内收肌损伤

大腿内收肌急性损伤，多因居高下跳或跌仆时下肢固定不动，身体突然向一侧扭转，或下肢过度外展用力蹬空，内收肌突然收缩或过度牵拉，超过了肌纤维的弹性限度所致。急性损伤后大腿内收肌即产生保护性紧张或痉挛，刺激闭孔神经，引起大腿内侧疼痛及下肢活动受限。亦可因骨盆耻骨部骨折（根据"骨错者筋挪，骨断者筋裂"之道理）所致。严重者可导致骨化性肌炎，影响下肢功能活动。个别患者可因长期用力内收大腿，引起内收肌劳损，从而出现痉挛，刺激闭孔神经，导致股内侧疼痛，则内收肌更加痉挛，形成恶性循环。

【症状】

本病多有明显外伤史，伤后即感大腿内侧疼痛，尤其以近腹股沟处疼痛更甚。严重者患侧髋膝关节呈半屈曲姿势，足不敢用力着地，跛行，大腿不敢做内收及外展动作。个别患者可有下肢内侧窜痛及小腹部不适感。

【检查】

骨内侧肿胀，肌张力增高，广泛压痛，尤其在内收肌群耻骨附着区压痛更著。股内侧可有皮下瘀血斑，或触及粗硬条状隆起，或筋位不正。髋关节被动外展时股内侧痛剧，抗阻力髋关节内收试验阳性。

【治疗】

1. 慢性损伤　手法操作分以下三个步骤。

(1) 揉压拨拿股后法：患者取俯卧位。术者立于健侧，用手掌根或肘部反复揉、压臀部及大腿后内侧数分钟。继之用拇指拨、多指拿大腿后内侧肌肉5～7次，而后用拇指点、拨承扶内侧敏感点，拇指压殷门、委中、承山等穴。

(2) 推揉拨拿股内法：患者取仰卧位，患肢屈曲外展、外旋。术者立于患侧，一手扶膝外侧固定，另一手手掌自大腿内侧血海处推抚至近腹股沟处数次。继之用一手掌根或拇指由内收肌耻骨附着区向下揉、拨到股内侧中下部5～7次；多指（拇指在前，余四指在后）由上而下握拿内收肌变硬的肌腹（以疼痛敏感区为主），向内后方提捏并前后弹拨该肌数次。而后用拇指或鱼际部带动皮肤由上而下推理损伤的肌肉5～7次，以达到舒筋、消炎、止痛之目的（图2-37）。

(3) 回旋屈拉下肢法：患者取仰卧位，助手固定其健肢。术者立于患侧，一手握拿患肢踝部，另一手扶其膝部，两手协同将下肢屈曲，充分外展、外

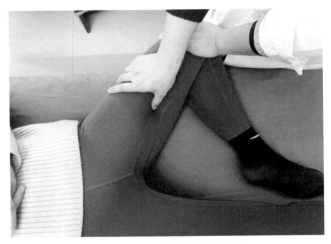

▲ 图 2-37　推揉拨拿股内法

旋，并迅速拨直（猛拉一次），然后再施下肢屈拉手法数次。拇指揉拨阳陵泉，大鱼际压放冲门结束（图 2-38 和图 2-39）。

2. 急性扭挫伤

(1) 仰卧弹拨理筋法：患者取仰卧位，患肢屈曲，踝部放于健肢膝上部，髋关节外展、外旋。术者立于患侧，双手捏紧损伤的股内侧肌群，以指腹尖端用力，从该肌起始部到大腿内下方弹拨（或推扳）数次；而后双拇指推理、按压损伤肌肉数次（图 2-40）。此手法可达到舒筋、解痉、止痛的目的。若

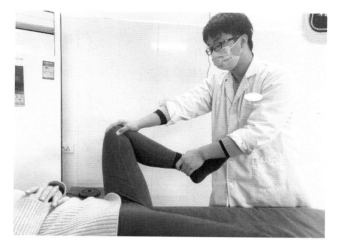

▲ 图 2-38　回旋屈拉下肢法（一）

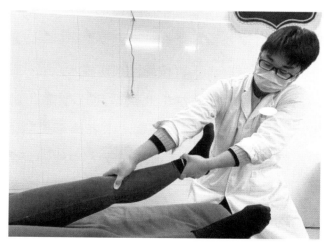

▲ 图 2-39　回旋屈拉下肢法（二）

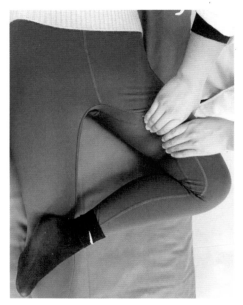

▲ 图 2-40　仰卧弹拨理筋法

手法后症状不减轻者，再按慢性损伤施术。

（2）弹拨推揉舒筋法（此法适用于学龄儿童）：患儿站立，两足分开与肩等宽。术者蹲于患侧，一手扶其臀部固定，另一手拇指放于大腿外侧，余四肢与纤维方向垂直，左右弹拨紧张（痉挛）的内侧肌群，继之该手四指顺肌纤维走行方向自上而下推揉数次（力量不宜过重），以达到解痉、舒筋、祛痛之目的。

3. 药物治疗

(1) 熏洗

处方：透骨草、艾叶、秦艽、桑枝、白芍、防风、刘寄奴、五加皮各 13 克。

用法：加水煮沸熏洗伤处，每日 2～3 次，每次 25 分钟，每 2～3 日 1 剂。

(2) 内服伸筋活血汤

处方：伸筋草、丹参、木瓜、川断、当归、川牛膝各 9 克，制乳香、没药各 5 克，桂枝、炙甘草各 3 克。

用法：上药水煎服，每日 1 剂，分早晚温服。

【注意事项】

1. 附睾、膀胱、子宫及附件等泌尿生殖器官发生炎症时，股部前内侧常出现压痛或感觉过敏，不属于本手法治疗范畴，故应注意鉴别诊断。骨折引起的内收肌损伤者，骨折未愈合时，慎用本手法治疗，尤其禁用"回旋屈拉下肢法"。

2. 急性损伤者术后应休息 3 日；慢性损伤者术后应进行主动抬腿、分髋锻炼，每日 2～3 次，每次数十下。

（二）股四头肌损伤

本病多因股四头肌猛烈收缩，或过度牵拉所致，亦可由直接暴力撞击而引起。如膝关节半屈曲位时突然强烈收缩股四头肌，引起股四头肌全部肌腱，或脱肌腱断裂，其中以股直肌腱断裂较多见。当膝关节展开最后 30°～60° 时股四头肌用力收缩并受到阻力，可使股直肌在髌骨上缘或肌腱中部断裂。损伤轻者，形成较小的血肿或粘连，经治疗可使瘀肿消散，粘连松解；损伤重者，组织广泛出血，形成大的血肿，血肿机化或钙化，导致骨化性肌炎。

【症状】

局部疼痛，髋、膝关节屈伸活动受限制。若肌腱断裂，则疼痛剧烈，行走困难或跛行，膝关节主动伸直功能丧失。

【检查】

可见伤处肿胀或皮下瘀斑、压痛明显。肌腱断裂时可触到明显凹陷，血肿较大时触之有波动感。抗阻力伸膝试验（患者仰卧，患肢抬起屈膝；术者一手托腘部，另一手按压于踝关节上方，嘱患者用力伸直膝关节，伤处疼痛加重或伸膝无力）阳性。

X 线检查：血肿较大者，晚期可有钙化阴影。早期 X 线检查可排除髌骨骨折。

【治疗】

1. 手法治疗　手法操作包括以下四个步骤，患者取仰卧位，术者立于患侧。

(1) 推抚摩揉股部法：术者用双手掌自下而上或自上而下推抚、摩、揉股四头肌数分钟，或以温热为度。

(2) 捏拿叩打股部法：紧接上法。术者用双手多指由上而下捏拿股四头肌数次，继之用小鱼际部或空拳叩打股部和小腿外侧 3～5 次。

(3) 按摩腧穴痛点法：紧接上法。用拇指揉压髀关、阴市、血海、健膝、阴陵泉、阳陵泉，大鱼际压放气冲。

(4) 屈伸回旋下肢法：紧接上法。术者一手握拿踝部，另一手扶膝部，两手协同用力屈伸回旋髋、膝关节数次。

2. 药物治疗

(1) 急性期（损伤严重），肿痛较重者，内服消肿止痛汤；肿痛减轻以后，宜用强筋丸，每次 6 克，每日 2～3 次。急性期或肿痛严重者，禁用手法治疗。

消肿止痛汤组成：当归、延胡索、苏木、土鳖虫、泽兰、土茯苓、茯苓皮、甘草。

服法：每日 1 剂，水煎分 3 次服。

(2) 慢性期（肿胀、疼痛减轻），宜用中药熏洗，注意加强股四头肌的功能锻炼，但不宜过度疲劳。可配合其他物理疗法。

【注意事项】

1. 股四头肌肌腱严重断裂者，应立即进行外科手术缝合，伸膝位固定。3 周后开始股四头肌静力收缩，4～6 周后开始推拿治疗，逐渐进行膝关节的屈伸功能锻炼。

2. 肿胀、痛著者，慎用按摩手法治疗。

八、膝部痛症

（一）膝关节半月板损伤

膝关节不协调的旋转和屈伸运动可引起半月板

损伤，由于伤力不同，损伤的程度可有差异。如半月板破裂伤，一般需外科手术治疗；若损伤程度较轻，可用按摩手法治疗，适当配合功能锻炼，多数患者可获得较好效果。

本病多由外力所致，引起膝关节半月板损伤的外力因素有撕裂性外力、研磨性外力和嵌顿性外力三种。

1. 撕裂性外力　常发生于内侧半月板。在膝关节半屈曲状态的旋转动作时，股骨牵动侧副韧带，韧带又牵拉内侧半月板的边缘部，而使之撕裂。

2. 研磨性外力　多发生于外侧半月板。因正常的膝关节稍有外翻，故外侧半月板负重较大，若为先天性盘状半月板，长期受关节面的研磨，即使无明显外伤，也可产生半月板分层破裂。

3. 嵌顿性外力　亦常发生于外侧半月板。在膝关节半屈位时内收着地，身体旋转，迫使小腿突然外旋伸直，外侧半月板未能及时回到原位，被挤压在股骨外侧髁与胫骨上端外髁关节面之间，而产生嵌顿。

半月板损伤后，可出现不同程度的病理改变。

如半月板撕裂、变性，边缘以及周围肌肉组织增生、肥厚、水肿等。

【症状】

伤后局部瘀肿，膝关节弹响，活动受限，疼痛、交锁，但尚能勉强行走，局部（内外侧膝眼或腘横纹两侧）压痛。患膝软弱无力，迈步不稳，下楼梯时更为明显。病久者可出现股四头肌萎缩。

1. 半月板撕裂　常见于内侧半月板的外缘部（膝关节内侧相当于半月板的关节囊附着处），局部多有轻微红肿、疼痛，膝关节活动时痛剧。若前角破裂，伸膝时（股骨髁的关节面向后推挤半月板）可引起疼痛。中部横裂时，多在负重时痛剧；纵行破裂时（因股骨髁突入破裂部），膝关节不能屈伸，常出现交锁。病久后患者多可找到解除交锁的办法，使疼痛缓解。半月板撕裂久不愈者，可出现股四头肌萎缩。

2. 半月板分层破裂　负重或研磨时疼痛。无明显损伤史，常由过多地磨损或多次微细损伤而致病，临床易误诊。

3. 半月板嵌顿　伤膝疼痛剧烈，呈半屈状（不能伸直或全屈），膝关节被动过伸时疼痛加剧。伤膝伸直时，在髌腱两侧关节间隙处可触及 1～3 厘米的组织向外凸起，触之钝厚，压痛明显。关节腔内无明显积液。

【检查】

1. 研磨试验　患者取俯卧位。术者用一膝部压在患肢大腿后面，将伤膝屈曲 90°，双手握足下压，并做内外旋转动作，再由极度屈曲位慢慢伸直，使股、胫骨关节面与半月板产生摩擦。若在某个角度出现疼痛，则说明某部半月板有损伤。外旋时外侧产生疼痛，则提示外侧半月板损伤；内旋时内侧产生疼痛，则提示内侧半月板损伤；疼痛若发生于极度屈曲位，则说明后角损伤；膝关节屈曲 90° 时疼痛，则说明体部撕裂；膝关节伸直位时疼痛，则说明半月板前角撕裂。反之，双手托握足跟、足背，将小腿提起（使膝关节间隙增宽），旋转小腿时产生疼痛，则提示十字韧带、侧副韧带损伤。

2. 膝关节旋转试验（麦氏征）　患者仰卧位，健侧下肢伸直。术者一手握住患肢足掌部，另一手扶住膝部，使患肢尽量屈曲，然后将小腿内收、外旋，再缓慢伸直膝关节，若内侧疼痛或伴有响声说明内侧半月板损伤，反之则为外侧半月板损伤。

3. X线检查　正、侧位片多无异常显示，故对诊断意义不大，但可排除骨质病变。空气或碘酒造影，有助于本病的诊断。

依据扭伤史及临床症状、体征，一般可做出初步诊断。但急性期因有创伤性滑膜炎，或同时伴有膝部其他组织损伤，可引起关节内积液，肿胀明显，即使有典型交锁症状或半月板明显移位，也不易确定诊断。此时应注意观察，待肿胀消退后再复查，必要时可借助X线检查。

【治疗】

1. 外侧半月板损伤

(1) 外旋过伸屈膝法：适用于外侧半月板急性嵌顿，患者取仰卧位。术者立于患侧，一手握患肢膝部，另一手拿其踝部，在小腿被动外旋姿势下过伸膝关节，然后立即将膝关节过度屈曲（此时多有明显半月板弹响或复位感觉），再缓缓伸直膝关节（图2-41和图2-42）。

(2) 回旋伸膝按压法：适用于外侧半月板轻度撕

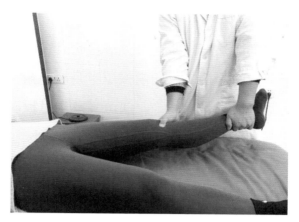

▲ 图 2-41　外旋过伸屈膝法（一）

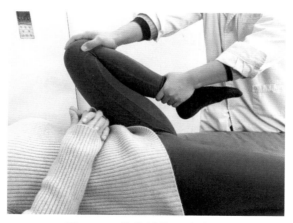

▲ 图 2-42　外旋过伸屈膝法（二）

裂伤，患者取仰卧位。术者立于患侧，一手握拿患肢踝部，另一手拇指按压外侧半月板痛点，余四指扶于膝内侧，两手协同动作，屈膝 90°，将小腿内收外旋，并迅速外展，伸直膝关节。此时按压于外侧半月板痛点的拇指趁机向内按压半月板前角，并顺关节间隙挤压半月板边缘。偶可闻及半月板破裂处的闭合声（图 2-43）。

2. 内侧半月板损伤

(1) 内旋过伸屈膝法：适用于内侧半月板急性嵌顿。操作方法与"外旋过伸屈膝法"相似，但应在小腿被动内旋姿势下过伸或过屈膝关节。

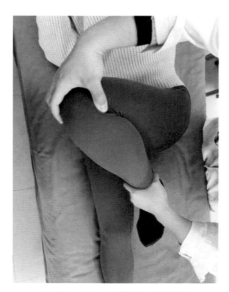

▲ 图 2-43　回旋伸膝按压法

(2) 回旋伸膝按压法：适用于内侧半月板轻度撕裂伤。与外侧半月撕裂伤手法操作相似，但应在屈膝姿势下使小腿外展、内旋、内收，同时将膝关节伸直，另一手（拇指按压于内侧半月板前角，余四指扶膝关节外侧）复位方法相同。

3. 结束手法

(1) 揉搓推按屈伸法：双手掌轻揉、搓伤膝关节两侧，以温热感为度。继之以双手拇指沿关节间隙自前向后推理、按压两侧半月板边缘数次；而后术者两手分别握拿患肢踝部及膝部，缓慢屈伸膝关节数次，幅度由小到大。

(2) 按压腧穴止痛法：用拇指揉压相应穴位，以达到止痛的目的。外侧半月板损伤，以膝阳关、外膝眼、阳陵泉、气冲等穴为主。内侧半月板损伤，以曲泉、膝关、内膝眼、阴陵泉、冲门为主。

4. 外敷中药处方

(1) 一号外敷药

处方：白及、白芍、甜瓜子、合欢皮、续断、千年健各 50 克，土鳖虫、远志、萆薢、白芷各 16 克，甘草 9 克（中年人可加檀香、三七、广木香各

16克）。

功效：逐寒、散瘀、消肿、止痛、续筋。

用法：上药共研细末，用水调匀，然后加鸡蛋清调敷伤处。

(2) 二号外敷药

处方：海桐皮、紫荆皮、羌活、独活各3克，土鳖虫、木香、牛膝、续断、儿茶各6克。

用法：上药共研细末，蜂蜜调敷。适用于半月板损伤伴有韧带撕裂者。

【注意事项】

1. 术后绷带包扎固定，休息2周。其间可用热醋熏洗，每周2～3次，必要时可外敷中药。

2. 本手法对急性半月板嵌顿或半月板边缘轻度撕裂伤者疗效较佳。半月板粉碎性破裂伤，或伴有风湿性膝关节炎者，疗程一般较长，效果不甚满意。若为粉碎性破裂伤，反复出现关节交锁者，经较长时间治疗无明显好转，可考虑外科手术切除半月板。

（二）膝关节侧副韧带损伤

膝关节侧副韧带损伤绝大部分发生于内侧。正常的膝关节约有 10° 的外翻。膝关节外侧易受外力的冲击，使膝关节过度外翻而损伤内侧副韧带，造成部分或全部断裂。又可因为膝关节在屈曲位时，小腿突然外展、外旋，或内收、内旋；或在足部固定时，大腿突然内收、内旋，或外展、外旋，而发生膝部内侧或外侧副韧带损伤。内侧副韧带的深部纤维与内侧半月板相连，故在深部纤维断裂时，有可能同时产生内侧半月板撕裂，甚至并发交叉韧带撕裂，或关节滑膜撕裂。侧副韧带撕裂后，膝关节稳定性减弱，若治疗不当，则断裂的纤维回缩，形成瘢痕连接，使得韧带弛张无力，膝关节功能减退。

【症状】

侧副韧带损伤后，患侧肿胀、剧痛，膝关节呈半屈状，影响膝关节功能活动，可勉强行走；韧带完全断裂时，皮下出现瘀血、青紫。

【检查】

1. 可在股骨内外髁或腓骨小头上缘、胫骨上端内缘触及压痛点和肿胀区，有韧带断裂者，可摸到断裂间隙及回缩的韧带端。

2. 侧向运动试验阳性。个别慢性损伤的病例，可触及结节样硬物，压痛明显。

3. X 线检查。早期可见膝关节内侧或外侧有轻度肿胀阴影，并可排除撕脱性骨折或其他病变。

【治疗】

以右下肢膝关节内侧副韧带急性损伤为例，手法操作如下。

1. 推按提拉挤压法　患者取仰卧位，术者立于患侧，将患肢踝部夹持于右腋下，右手掌托其小腿的后上部，拇指放于膝关节内侧副韧带下部附着处；左手拇、食二指捏住髌上联合腱的两侧，屈伸膝关节，当伸膝时左手拇、食二指向后推按股四头肌联合腱，屈膝时向上提拉；同时右手拇指沿内侧副韧带自下向上挤压、推按 5～7 次，将膝关节放于伸直位（图 2-44）。

若韧带断裂，断端回缩，可用一手拇指自韧带附着处向断端推理、按压数次，将其平复，加压固定 1～2 周。应注意在患膝伸直位时施术。

2. 屈膝推挤抚摩法　患者取仰卧位，腘部垫枕，将患膝屈至 150° 左右。术者立于患侧，左手扶膝外侧固定。右手大鱼际部由下而上沿内侧副韧带纵行

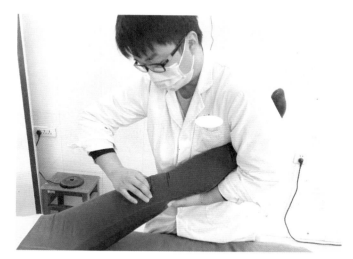

▲ 图 2-44　推按提拉挤压法

推理数次，再在膝内侧自后向前挤按数次；继之用一手掌轻轻抚摩伤处及其上下 2 次（图 2-45），以活血散瘀，消肿止痛。

施术后嘱患者抬高患肢。3 日后可用中药洗敷；慢性损伤者在手法治疗前后均可用中药洗敷。

3. 洗敷方剂

处方：川乌、红花、防风、土鳖虫、地龙、牛膝各 9 克，透骨草 16 克，蜂房 2 个。

功能：温通经络，活血散瘀，舒筋止痛。

主治：肌肉组织损伤。新伤瘀血、肿胀明显者，

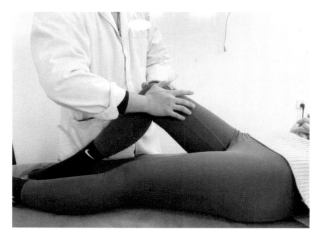

▲ 图 2-45　屈膝推挤抚摩法

待出血停止后方可洗敷。对陈旧性伤亦有效。伤后皮肤破裂者，禁用熏洗。

用法：1 剂药加半盆水，煮沸后熏蒸患处，一边加热一边熏，10 分钟。去火降温后，用毛巾洗敷患处 20 分钟，同时用手拍打 2～3 次，毛巾敷盖时切忌在伤处移动，防止擦破皮肤。洗敷后应避风寒。每日 2 次。

【注意事项】

1. 急性损伤或严重撕裂者，禁用弹拨手法，防止破裂后使损伤加重。

2. 慢性损伤触及硬结者，可加弹拨、揉搓手法数分钟。

3. 嘱患者逐渐加强膝关节的屈伸功能锻炼，以防止粘连。

4. 急性韧带断裂伤（大部分或全部断裂）慎用手法治疗，可做外科手术修补术。

（三）膝部脂肪垫损伤

本病可发生于急性损伤，如膝关节突然猛烈过伸或旋转时，脂肪垫未来得及上移，而被嵌夹于股胫关节面之间，引起急性嵌顿性损伤。若股四头肌力量较弱，肌肉收缩时脂肪垫向上移动不够，在膝关节屈伸活动时，脂肪垫可受到股胫关节面的挤压，反复的夹挤动作，可造成慢性劳损。或继发于腰、臀部及膝部其他组织损伤，造成膝部动力平衡失调。其主要病理变化为脂肪垫出血、水肿、变性和肥厚，甚至出现钙化，脂肪垫与髌韧带之间的纤维形成粘连，失去弹性，使伸膝活动受到限制。

【症状】

患者自觉膝前部疼痛或酸痛，膝关节过伸时髌腱深面及两侧疼痛加剧，故患者不敢伸直膝关节行走。有时疼痛可向后放射到腘部、小腿及踝部。晨起时膝关节痛甚、发僵、无力。当脂肪垫嵌入股胫关节面之间时，则产生交锁，疼痛更剧，休息后可缓解。膝关节屈伸活动不利或有紧张感。严重者膝关节不能伸直，足尖外撇，足底外侧着地，跛行。

【检查】

髌腱两侧膝眼处可触及丰满隆起的肥厚与压痛，伸膝时更著。髌腱上端后方压痛明显，尤其在被动伸直膝关节的过程中，拇指向关节间隙推挤脂肪垫时疼痛增剧。病程久者关节腔可出现少量渗出液，股四头肌萎缩，肌张力降低，膝关节松弛。

1. 髌腱松弛压痛试验　患者取仰卧位，患膝伸直放松。术者一手拇指在髌腱处用力按压，则出现疼痛。而后嘱患者用力收缩股四头肌，使髌腱紧张，术者再用同等力量按压髌腱，若压痛减轻或消失，则为阳性。

2. 膝过伸试验　患者取仰卧位，患膝伸直放松。术者一手掌压髌骨，另一手托握足跟向上扳，将膝关节过伸，若髌腱两侧疼痛，则为阳性。

3. 伸膝挤压试验　患者取仰卧位，患膝伸直放松。术者双手拇指压住髌腱两侧膝眼处，余指托握小腿后侧，嘱患者先将膝关节屈曲，再用力伸直，若膝前部疼痛，则为阳性。

4. X 线检查　一般为阴性。侧位片偶可见脂肪垫增厚，支架纹理增粗，或有钙质沉着。依据损伤史及其临床症状、体征，即可对本病做出诊断。

【治疗】

1. 摩揉擦捏膝周法　患者取仰卧位，患肢膝关节微屈，腘部垫枕。术者立于患侧，用双手大鱼际部或手掌摩揉膝部脂肪垫区和两侧及其上下，以温热为度。继而用双手掌指关节擦膝部脂肪垫区，小鱼际擦其髌骨上下部 3～5 分钟；拇、食指左右上下活动髌骨，并沿髌骨两侧间隙上下滑捏数次，多指捏提髌骨及股四头肌下段数次，以达到活血消炎之目的（图 2-46）。

2. 过屈伸膝点揉法　接上法。术者一手握拿膝部，另一手握踝部，伸膝位时先将膝关节充分屈曲，再使膝关节过伸，同时手掌用力按压髌骨，一手拇指点揉拨刮髌旁脂肪垫区痛点 2～3 分钟（图 2-47）。

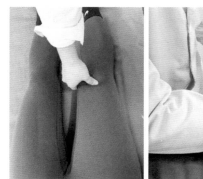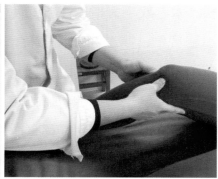

▲ 图 2-46　摩揉搽捏膝周法

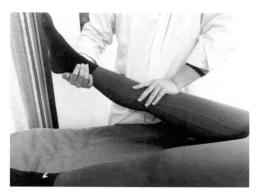

▲ 图 2-47　过屈伸膝点揉法

以上两步手法，反复 3 遍为 1 次治疗。

3. 自动屈膝环转法　嘱患者弯腰、屈膝站立，双手抱膝使其靠拢做膝关节环转活动，左右各 15 次即可。若患者不能完成此动作，可在仰卧屈膝位施术

"托足按膝回旋法"，顺时针及逆时针方向活动膝关节（图 2-48）。

4. 牵引回旋屈伸法　若为脂肪垫嵌入关节间隙，可施用此手法。患者取俯卧位。术者立于患侧，一手按压股后下端固定，另一手握拿踝部，将膝关节屈曲 90° 进行拔伸牵引，同时内外旋转小腿，过屈膝关节，再缓缓伸直，被嵌夹的脂肪垫即可解除（图 2-49）。

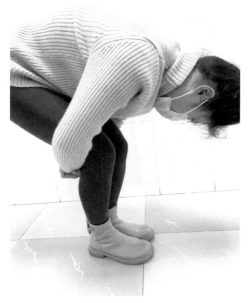

▲ 图 2-48　自动屈膝环转法

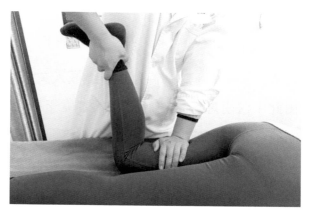

▲ 图 2-49　牵引回旋屈伸法

【注意事项】

1. 术后可配合中药外敷、熏洗，并加强股四头肌的收缩和膝关节功能锻炼。

2. 病程短、疼痛轻者，配合醋酸氢化可的松如普鲁卡因局部封闭。病程超过半年，且疼痛严重，经非手术疗法无效者，可考虑外科手术治疗。

九、踝部痛症

（一）踝关节扭伤

踝关节扭伤较为常见，可分为单纯性扭伤，或同时伴有骨、韧带、关节囊的损伤。伤后均有不同程度的局部瘀肿、疼痛和关节活动障碍。

【生理解剖】

踝关节扭伤多因行走不慎，足踏于不平之地，或下楼梯时突然踩空，或跳跃时足部着地不稳，致使足部突然发生内翻或跖屈内翻，或轻度背伸外翻发生跪跌姿势等引起。踝关节极度扭曲引起韧带过牵、移位，甚至撕裂，或其他肌肉组织撕裂，甚至嵌顿，造成局部组织液渗出与血肿形成。

依据肌肉组织的损伤程度和病理改变，可分为以下六种类型。

1. 单纯扭伤　无韧带松弛变长现象，仅在韧带与骨附着处之间有滑液渗出，肿胀不明显，一般休息后可迅速消肿。

2. 轻型扭伤　韧带的部分纤维撕裂，周围纤维结缔组织无损害，组织间仅有少量组织液渗出，关节内可有较多渗出。但亦无韧带松弛、变长现象。

3. 中型扭伤　韧带组织的纤维撕裂，有轻微的韧带松弛，关节内组织液渗出及周围肌肉损害较显著。

4. 重型扭伤　韧带组织的纤维全部撕裂，出现明显的肿胀。

5. 极重型扭伤　韧带与骨膜附着处部分撕脱，在骨与韧带断端间隙产生更为明显的肿胀。

6. 完全扭伤　韧带附着处的一端完全撕脱。

【症状】

1. 疼痛　伤后踝关节外侧或内侧骤然疼痛，行走或受伤关节活动时疼痛更著。

2. 皮下瘀血　韧带或关节囊撕裂后，毛细血管破裂出血，伤后2～3日皮肉瘀血青紫尤为明显。

3. 肿胀　是损伤部位出血、组织液渗出的具体表现，多见于踝关节前外侧和足背部。

4. 跛行　瘀血积聚于关节间隙，或关节内有肌肉组织嵌夹，致使行走时疼痛，足跖部不敢着地，即使勉强行走，也只能以足外缘着地。

5. 活动障碍与压痛　自动或被动活动明显受限，受伤局部压痛明显。

【治疗】

以左侧踝关节外侧扭伤为例，手法操作分以下三步进行。患者取仰卧位，术者取坐位。

1. 内翻推摩揉揉法　术者左手握住患足前部，右手大鱼际由下向上推摩，掌侧㨰患处周围数分钟。而后拇指缓缓用力往返推、揉患处肌肉 2～3 分钟；继之将患足极度内翻，拇指继续轻揉踝部损伤处 1～2 分钟，将足恢复中立位。

2. *按摩腧穴镇痛法*　拇指拨阳陵泉，揉压足三里、悬钟、昆仑，拿承山，各 0.5～1 分钟。

3. *伸屈牵动搓摩法*　术者右手拇指按压患处，余指托握足跟，左手握住足前部并将其极度背伸，继之迅速而正确地突然用力将足踝部跖屈（此时多闻一轻微响声）。然后右手托拿足跟部，左手仍握足前部，两手协同用力，在牵引下背伸跖屈、左右摇转，再屈伸踝关节；恢复中立位后，用右手大鱼际搓、摩患处及其周围，以温热为度（图 2–50 至图 2–52）。

4. 熏洗方

(1) 一号方

处方：桑寄生、伸筋草各 12 克，独活 15 克，桂枝、当归、草乌各 9 克，红花 6 克。

用法：上药水煎熏洗局部，每日 2 次，每次 15～20 分钟，每剂药用 2～3 日，连续 1 周为 1 个疗程。

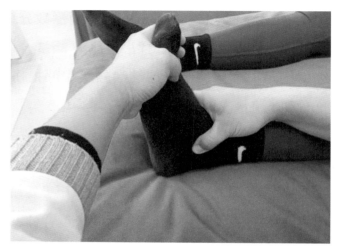

▲ 图 2-50　伸屈牵动搓摩法（一）

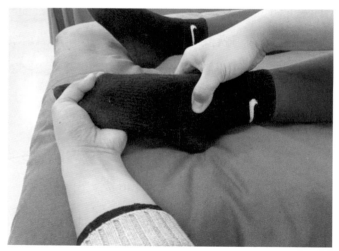

▲ 图 2-51　伸屈牵动搓摩法（二）

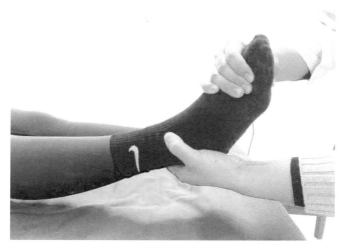

▲图 2–52 伸屈牵动搓摩法（三）

(2) 二号方

处方：食醋 750 克，白酒 150 克。

用法：将醋煮沸后加白酒，熏洗患处。亦可把足泡入盆中，每次 15～20 分钟，每日 1 次，连续 1 周为 1 个疗程。

【注意事项】

1. 新伤出血期勿使用手法治疗，冷敷 2～3 日，每日 3～5 次；骨折或严重脱位者，禁用本手法。

2. 肿胀明显者，施手法后嘱患者抬高患肢休息，有利于肿胀消退。

3. 配合踝关节的功能锻炼及中草药熏洗。

（二）跟腱扭伤

本病多因过度牵拉引起，如未做充分的准备活动即猛力踏跳或急速起跑，使小腿三头肌强烈收缩而拉伤腱围组织。亦可因过度跑跳运动，逐渐劳损而发病。

急性损伤者腱围组织撕裂、渗血、肿胀，慢性劳损者腱围组织变性、坏死，均可导致腱围组织各层之间或腱围与跟腱之间产生粘连。

【症状】

本病主要表现为跟腱疼痛。早期疼痛发生于活动开始时，稍活动后疼痛可减轻，但用力跑跳时症状加重。随着病情的加重，凡跟腱受到牵扯，均可产生疼痛，如登山、上下楼梯、行走时间过久等。

【检查】

跟腱表浅部位压痛，捻动跟腱时疼痛明显，或出现捻发感（或捻发音）。晚期可在跟腱部触到硬块，局部增粗呈棱形。

足跖屈抗阻力试验，或过度背伸踝关节，则疼痛增剧。

【治疗】

1. 推揉小腿跟腱法　患者取俯卧位，踝部前方垫枕。术者立于患侧，用双手自上而下交替推小腿至足跟部十数次；继之用一手小鱼际或掌指关节部缓和而沉稳地沿小腿中部揉至足跟数分钟（图 2-53）。

2. 揉搓捏拿跟腱法　患者取俯卧位，用双手掌或鱼际部着力，揉、搓跟腱及其两侧数分钟，继之使膝关节屈曲 90°，踝关节跖屈，充分放松跟腱。在

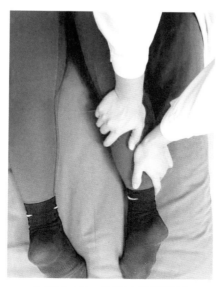

▲ 图 2-53　推揉小腿跟腱法

此姿势下另一手由上向下柔和地捏、拿小腿后侧肌肉数十次，同时可配合踝关节做背伸、跖屈活动（图2-54）。

3. 按揉腧穴动踝法　患者取俯卧位。用单手拇指按揉承筋、承山、跟腱部痛点，拇指对压昆仑、太溪，各30秒；继之患者转为仰卧位，术者一手托足跟，另一手握足掌，再拨伸，左右摇转，背伸、跖屈踝关节数次。

【注意事项】

1. 治疗期间，应尽量减少跑、跳、蹬等活动。

2. 注意局部保暖，勿用凉水浸泡患处。

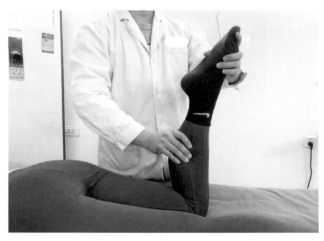

▲ 图2-54　揉搓捏拿跟腱法

第 3 章　保健推拿

一、美容养颜法

中医学认为，机体健康面部才会呈现出容光焕发的神采，而疾病、衰老和营养不良时，面部皮肤受损，皮下脂肪和弹力组织减少，导致气色晦暗，皱纹增多，面容憔悴。采用保健推拿的方法，可以加速面部血液循环，改善皮肤营养状态，及时去除衰老萎缩的上皮细胞，改善皮肤呼吸功能，增强皮肤的光泽和肌肉的弹性，进而延缓衰老，达到美容养颜的目的。

1. 挠头皮　两手十指分开，指腹紧贴头部两侧皮肤，拇指自太阳穴向斜上方来回推擦，其余四指随拇指移动推擦，以有热麻感为度。

作用：疏利头皮，促进供血。

2. 擦后颈　单掌横置于后颈部，来回往返擦动30次。

作用：促进供血，以养容颜。

3. 推前额　两拇指按在两侧太阳穴上，两食指屈起以侧面从印堂穴处开始向外侧推刮眼眶，推至太阳穴处时与拇指合力捏起眼角皮肤，反复操作30次。

抬下颌噘嘴，下颌尽力向上抬起，做接吻状，使前颈部肌肉绷紧，然后以单掌在颈部上下擦动 30 次。

作用：可减少颈部皱纹，使颈部皮肤光滑。

4. 收面颊　噘嘴，向左用力努起并鼓气，右颊肌肉绷紧，继以右掌上下推擦右脸颊 30 次，然后换方向如法操作。

作用：可防止两侧面颊肌肉松弛。

5. 运双目　端正凝视，头正腰直，两眼球先顺时针方向缓缓旋转 10 次，然后向前凝视片刻，再逆时针方向如法操作。

作用：可使双目顾盼灵活，神采奕奕。

6. 干擦面　两掌相互擦热，紧贴两侧颜面部上下擦动，以面部微微发热为度。

作用：可使颜面部皮肤细滑光泽。

二、疏肝理气法

中医学认为，肝脏有疏泄的功能，如果肝的疏泄功能失常，人体各部的气机活动就会受到阻碍，进而形成气机不畅、气机郁结等病理变化。经常施行疏肝理气保健法，可使肝气充足，疏泄正常，则筋强力壮，爪甲坚韧，眼睛明亮。此外还能预防部分消化系统疾病，如肝炎、胆囊炎、胆结石、肝阳上亢导致的高血压等。

1. 疏肋间　两手掌横置于两腋下，手指张开，指距与肋间隙等宽，先用右掌向左分推至胸骨，再用左掌向右分推至胸骨，由上而下，重复 10 次，以胸肋有温热感为宜。

作用：理气疏肝。

2. 振胸膺　先用右手从腋下捏拿左侧胸大肌 10 次，再换手如法操作。

作用：理气宽胸，振奋胸阳。

3. 养肝语　闭目静息，全身放松，先深吸气，再尽量呼气，于呼气时发出"嘘"音，并尽力瞪目，重复 10 次。

作用：调和脏腑，疏肝理气。

三、宁心安神法

中医学认为，心主血脉，全身脉管依赖心脏的推动力量保持充盈和畅通。心脏功能的盛衰还可以通过人的精神、意识、思维活动等表现出来。心气旺盛，血脉充盈，则可见精神振作，思维敏捷，动作灵活等。因此，经常操练宁心安神保健法，可调养心气，增强心气推血运行的能力，使血脉流畅，还可以调节心神，使人思维敏捷，精神旺盛，还能预防心血管疾病。

1. 捏中冲　先以右手拇、食指夹持左手中指尖（中冲穴所在处），稍用力按捏数次，随之放松，操作10次。再换手进行。

作用：可激发心气。

2. 甩拍法　站立位，两足分开同肩宽，身体自然放松，两手掌自然伸开，以腰带动胳膊，肘部带动手，两臂一前一后自然甩动。到体前时用手掌面拍击对侧胸前区，到体后时以掌背拍击对侧背心区。初做时拍击力量宜轻，若无不适反应，力量可适当加重，共甩打拍击20次左右。

作用：振奋胸阳，活血化瘀。

3. 养心语　闭目静息，全身放松，先深吸气，再尽量呼气，于呼气时发出"呵"音，呼吸要深长、柔和，一呼一吸为 1 次，共做 10 次。

作用：益养气血，宁心安神。

四、健脾益胃法

中医学认为，脾的主要生理功能是运化，运化的意义是指脾有消化、吸收、运输营养物质和促进水液代谢的重要作用。脾主升清，脾的升发能使内脏保持原位，不至于下垂。若脾不升清，则水谷不能运化，内脏无所托举，可出现头晕乏力、腹泻、脱肛及内脏下垂等症。因此，经常操练健脾益胃法，则脾胃健运，肌肉有力，还能预防消化系统疾病。

1. 荡胃腑　坐或卧位，以右手掌按于上腹部正中，先以掌根稍用力将胃脘向左推荡，继之再以五指将胃脘稍用力向右推荡，往返共做 10 次。

作用：理气和胃，消积导滞。

2. 分阴阳　坐或仰卧，两手除拇指外其余四指并拢，全掌紧按腹部皮肤，然后自内向外沿肋弓向胁肋处分推，并逐渐向小腹移动，共做 10 次。

作用：平衡阴阳。

3. 养脾语　闭目静息，全身放松，先深吸气，再尽量呼气，于呼气时发出"呼"音，呼吸要深长、柔和，一呼一吸为 1 次，共做 10 次。

作用：健脾益胃，升清降浊。

五、宣肺通气法

中医学认为，肺的主要生理功能是主气，司呼吸。肺为体内外气体交换的场所，肺的呼吸运动可吸入自然界的清气，呼出体内的浊气，从而实现体内外气体的交换。吐故纳新，促进气的生成，调节气的升降出入运动，保证了人体新陈代谢的正常运行。若肺的功能失调，则会出现呼吸不利、胸闷、咳喘，甚至水肿等。因此，经常操练宣肺通气法，可养肺气，通利代谢，还能预防呼吸系统疾病。

1. 开肺门　双手分别置于上胸部(乳头与锁骨间)，揉按 1 分钟。然后双掌置于胸部正中，向两侧横向推擦 20 次。

作用：利气宣肺。

2. 擦大椎　单掌横置于项部脊柱最突出处，以大拇指及食、中指往返擦动，以热为度。

作用：温运阳气。

3. 养肺语　闭目静息，全身放松，先深吸气，再尽量呼气，于呼气时发出"嘶"音，呼吸要深长、柔和，一呼一吸为 1 次，共做 10 次。

作用：疏解表邪，宣肺通气。

六、固肾益精法

中医学认为，肾的主要生理功能是贮藏人体精气，主管人体的生殖与发育，并可调节人体的水液代谢。人体衰老与寿命的长短在很大程度上取决于肾气的强弱，肾亏精损是引起脏腑功能失调，产生疾病的重要因素之一，故许多养生家把养肾看作是抗衰防老的重要措施。经常操练固肾益精法，可强筋健骨，延年益寿，还能预防生殖、泌尿系统疾病。

1. 叩腰脊　坐位或直立位，两手握空拳，用拳眼叩击腰脊两侧，上自尽可能高的部位开始，下至臀部，叩击时可配合弯腰动作，往返操作 10 次。

作用：激发肾气，增强脏腑功能。

2. 拿阴股　先以右手拇指与四指分开，从左侧大腿内侧上端起，边拿揉股内侧肌肉边向下移，直至膝部，共做 10 次，然后换手操作。

作用：通调足三阴经，行气活血。

3. 养肾语　闭目静息，全身放松，先深吸气，再尽量呼气，于呼气时发出"羽"音，呼吸要深长、柔和，一呼一吸为 1 次，共做 10 次。

作用：疏解表邪，宣肺通气。

中国科学技术出版社·中医原创书推荐

书　名	作、译者	定价（元）
中医名家名作系列		
朱良春精方治验实录	朱建平	35
灵枢经讲解——针法探秘	胥荣东	128
陈氏气道手针	陈元伦	39.8
经方讲习录	张庆军	48
《医林改错》诸方医案集	甘文平	49.8
周易医学、运气学说系列		
五运六气推算与应用	阎钧天	39.8
医易启悟	田合禄	45
医易生命密码	田合禄	45
中医运气学解秘	田合禄	49
疫病早知道	田合禄	45
太极医学传真	田合禄	45
临证传奇系列		
临证传奇：中医消化病实战巡讲录	王幸福	35
临证传奇·贰：留香阁医案集	王幸福	35
临证传奇·叁：留香阁医话集	王幸福	35

书 名	作、译者	定价（元）
临证传奇·肆：中医求实	周忠海	35
王幸福临证心悟系列		
用药传奇：中医不传之秘在于量（典藏版）	王幸福	35
杏林薪传：一位中医师的不传之秘	王幸福	35
医灯续传：一位中医世家的临证真经	王幸福	35
杏林求真：跟诊王幸福老师嫡传手记实录	王幸福	35
中医普及学堂系列		
每日一学草药①	曾培杰，汪雪美	30
每日一学草药②	曾培杰，汪雪美	30
每日一学草药③	曾培杰，汪雪美	30
每日一学草药④	曾培杰，汪雪美	30
《醉花窗医案》白话讲记	孙洪彪，杨伦	28
病因赋白话讲记	曾培杰，陈创涛	18
岭南药王	曾培杰，陈创涛	18
伤精病象图	曾培杰，陈创涛	22

书　名	作、译者	定价（元）
四君子	曾培杰，陈创涛	22
杏林访师记	曾培杰，陈创涛	22
针客	曾培杰，陈创涛	22
醉花窗	曾培杰，陈创涛	22
中医擂台	曾培杰，高春宝	28
芍药先生	曾培杰，陈创涛	28
拍案叫绝	曾培杰，汪雪美	25
小神手成长记	曾培杰	32
小神手闯江湖	曾培杰	32
小郎中跟师日记	曾培杰，丁润雅	28
小郎中跟师日记②－草药传奇（上）	曾培杰，丁润雅	30
小郎中跟师日记②－草药传奇（下）	曾培杰，丁润雅	30
小郎中跟师日记③－药性歌括四百味（上）	曾培杰，丁润雅	32
小郎中跟师日记③－药性歌括四百味（下）	曾培杰，丁润雅	32
《药性歌括四百味》白话讲记①	曾培杰	26
《药性歌括四百味》白话讲记②	曾培杰	26
《药性歌括四百味》白话讲记③	曾培杰	26

书　名	作、译者	定价（元）
《药性歌括四百味》白话讲记④	曾培杰	26
《药性歌括四百味》白话讲记⑤	曾培杰	26
《药性歌括四百味》白话讲记⑥	曾培杰	26
《药性歌括四百味》白话讲记⑦	曾培杰	26
《药性歌括四百味》白话讲记⑧	曾培杰	26
《药性歌括四百味》白话讲记⑨	曾培杰	26
中医速查宝典系列		
腧穴定位速查	吴中朝，曹振明	29.8
中医舌诊速查	吴中朝，王彤	29.8
耳穴疗法速查	袁永，赵园琪，曹振明	19.8
火针疗法图解速查	吴中朝，王彤	29.8
芒针疗法速查	郭长青	29.8
小儿推拿速查	郭长青	29.8
经外奇穴速查	郭长青	19.8
常见病特效穴位速查	郭长青，郭妍，张伟	19.8
针灸组合穴速查	郭长青，郭妍，张伟	19.8

书　名	作、译者	定价（元）
杨甲三针灸取穴速查	郭长青，刘清国，郭妍	29.8
人体反射区速查	郭长青，郭妍，张伟	25
手反射区速查	郭长青	26
耳反射区速查	郭长青	26
足反射区速查	郭长青	32
刮痧疗法速查	郭长青	32
人体体表解剖速查	郭长青	26
800 种中药速查	谢宇	29.8
中医技法图解系列		
图解拔罐疗法	郭长青	49.8
图解艾灸疗法	郭长青	49.8
图解刺血疗法	郭长青	49.8
图解一针疗法	郭长青	49.8
图解针刀疗法	郭长青	49.8
图解耳针疗法	郭长青	49.8
图解皮肤针疗法	郭长青	49.8